David Meyer

Minimaal invasieve procedures voor vetreductie in de esthetische geneeskunde

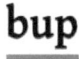

David Meyer

Minimaal invasieve procedures voor vetreductie in de esthetische geneeskunde

ISBN: 978-3-68904-52-9
Verkrijgbaar als paperback en e-book

Copyright: Bremen University Press
Plaats van publicatie: Bremen
Editie 1, in januari 2024
Versie 1.0
Gedrukt in EU, UK, USA, JP, AUS
bup@bremenuniversitypress.com
www.bremenuniversitypress.com

David Meyer

Minimaal invasieve procedures voor vetreductie in de esthetische geneeskunde

Inhoud

VOORWOORD **4**

INLEIDING **7**

DEFINITIE VAN MINIMAAL INVASIEVE METHODEN 7
HISTORISCHE ONTWIKKELING 8
BETEKENIS VOOR ESTHETISCHE GENEESKUNDE 11

HOOFDSTUK 1: BASISPRINCIPES VAN VETREDUCTIE ... **15**

ANATOMIE EN FYSIOLOGIE VAN VETWEEFSEL 15
OORZAKEN EN VERDELING VAN LICHAAMSVET 17
VERSCHILLEN TUSSEN MINIMAAL INVASIEVE EN CHIRURGISCHE
VETREDUCTIE 19
OVERZICHT VAN MINIMAAL INVASIEVE METHODEN 21

HOOFDSTUK 2: VOORBEREIDING **24**

HET JUISTE PROCES KIEZEN 24
BEGELEIDINGSGESPREK 26
MEDISCHE VEREISTEN EN CONTRA-INDICATIES 28
REALISTISCHE DOELEN STELLEN 31

**HOOFDSTUK 3: INJECTIE-LIPOLYSE (VETVERWIJDERENDE
INJECTIE)** **34**

SCHUREN VOOR VERWIJDEREN SPUITEN 34
ONDERSCHEID VAN CITROENFLES JAB 35
HOE INJECTIE-LIPOLYSE WERKT 38

BEHANDELINGSPROCEDURE EN -TECHNIEKEN	40
DOELTREFFENDHEID EN STUDIES	42
MOGELIJKE RISICO'S EN BIJWERKINGEN	44

HOOFDSTUK 4: CRYOLIPOLYSE — 46

KOUDE TOEPASSING VOOR VETVERMINDERING	46
CRYOLIPOLYSE BEHANDELINGSPROCEDURE	47
BEHANDELINGSPROTOCOLLEN	48
APPARAATTECHNOLOGIE	50
LANGETERMIJNEFFECTEN EN KLINISCHE ONDERZOEKEN	51
VEILIGHEID EN BIJWERKINGEN	53

HOOFDSTUK 5: LIPOLYSE MET LASER — 56

BASISPRINCIPES VAN LASERTHERAPIE VOOR VETVERMINDERING	56
IMPLEMENTATIE EN BEHANDELINGSTECHNIEKEN	58
DOELTREFFENDHEID EN ONDERZOEKSRESULTATEN	60
RISICO'S EN ZORG NA DE BEHANDELING	61

HOOFDSTUK 6: RADIOFREQUENTIETHERAPIE — 64

THEORIE EN PRAKTIJK VAN RADIOFREQUENTIE-ENERGIE	64
BEHANDELINGSPROCEDURE	66
INSTELLINGEN APPARAAT	67
RESULTATEN EN LANGETERMIJNEFFECTEN	69
VEILIGHEIDSASPECTEN EN BIJWERKINGEN	71

HOOFDSTUK 7: VETREDUCTIE MET ULTRAGELUID — 74

ECHOGRAFIE IN ESTHETISCHE GENEESKUNDE	74

BEHANDELINGSPROCEDURES EN SOORTEN HULPMIDDELEN 76
BEWIJS VAN WERKZAAMHEID EN PATIËNTERVARING 78
RISICOBEHEER EN NAZORG 80

HOOFDSTUK 8: COMBINATIETHERAPIEËN 83

COMBINATIE VAN VERSCHILLENDE TECHNIEKEN 83
INTEGRATIE VAN NIET-INVASIEVE METHODEN 85
DE ROL VAN VOEDING EN FITNESS 87

HOOFDSTUK 9: ETHIEK, WETTEN EN RICHTLIJNEN 90

ETHISCHE OVERWEGINGEN BIJ ESTHETISCHE GENEESKUNDE 90
WETTELIJK KADER EN NORMEN 92
RICHTLIJNEN VOOR PRAKTIJKMENSEN 94
RECHTEN EN INFORMATIE VAN PATIËNTEN 96
BEHANDELINGSKOSTEN 97
ZELFBEHANDELING 98

HOOFDSTUK 10: TOEKOMSTPERSPECTIEVEN 101

LOPEND ONDERZOEK EN TOEKOMSTIGE ONTWIKKELINGEN 101
INNOVATIEVE TECHNOLOGIEËN EN NIEUWE BENADERINGEN 103

CONCLUSIE 106

Voorwoord

Het onderwerp vetreductie is de afgelopen decennia steeds belangrijker geworden, vooral door het groeiende bewustzijn van gezondheid en welzijn in de samenleving.

Met de toenemende prevalentie van overgewicht en obesitas in zowel ontwikkelde als ontwikkelingslanden, groeit de bezorgdheid over de daarmee gepaard gaande gezondheidsrisico's zoals hartaandoeningen, diabetes, hoge bloeddruk en sommige vormen van kanker. Deze ontwikkeling heeft geleid tot een grotere vraag naar effectieve methoden om gewicht en vet te verminderen.

Daarnaast speelt het esthetische ideaal van een slank lichaam een belangrijke rol in de media en de populaire cultuur, waardoor de belangstelling voor vetvermindering niet alleen om gezondheidsredenen maar ook om cosmetische redenen is toegenomen. Vooruitgang in de geneeskunde en technologie heeft ook nieuwe en effectievere methoden voor vetvermindering mogelijk gemaakt, door middel van zowel chirurgische als niet-chirurgische procedures. Deze ontwikkelingen hebben de toegankelijkheid en keuze van behandelingsopties vergroot, waardoor het onderwerp nog relevanter is geworden. Daarbij komt het toenemende gezondheidsbewustzijn en de bereidheid van veel mensen om te investeren in hun gezondheid en uiterlijk, waardoor vetreductie nog belangrijker wordt.

Naast minimaal invasieve methoden zijn er verschillende benaderingen voor vetvermindering die verschillen in intensiteit, werkingsmechanisme en benodigde middelen. Traditionele en basismethoden omvatten veranderingen in het dieet en lichaamsbeweging, die worden beschouwd als de hoekstenen van elke strategie voor gewichtsverlies. Een caloriebeperkt, uitgebalanceerd dieet dat rijk is aan voedingsstoffen maar weinig overtollige calorieën en ongezonde vetten bevat, speelt een belangrijke rol bij het verminderen van lichaamsvet. Diëten zoals het mediterrane dieet, koolhydraatarme of eiwitrijke voedingspatronen zijn populair, maar de sleutel ligt vaak in het maken van duurzame en realistische veranderingen in de eetgewoonten op de lange termijn. Velen slagen hier niet in en zoeken medische hulp.

Regelmatige lichamelijke activiteit, waaronder aerobe beweging zoals hardlopen, zwemmen of fietsen en krachttraining, helpt om calorieën te verbranden en spiermassa op te bouwen, wat op zijn beurt de basale stofwisseling verhoogt en daarmee het vermogen van het lichaam om efficiënter vet te verbranden.

Naast voeding en beweging zijn gedragsveranderingen een belangrijk aspect van vetvermindering. Dit omvat het werken aan gewoonten die bijdragen aan gewichtsbeheersing, zoals het vasthouden aan maaltijdplannen, het vermijden van emotioneel eten en het stellen van realistische doelen. Soms is de steun van een diëtist, psycholoog of afslankcoach nuttig om deze gedragsveranderingen aan te moedigen en vol te houden.

Voor sommige mensen kan medisch ingrijpen nodig zijn als andere methoden niet succesvol zijn of als er gezondheidsproblemen zijn. Dit kan het gebruik van voorgeschreven medicijnen voor gewichtsverlies inhouden die de eetlust onderdrukken of de vetopname in de darm verminderen. Deze medicijnen zijn meestal bedoeld voor mensen met een hoog BMI en bijkomende gezondheidsrisico's en moeten onder medisch toezicht worden ingenomen.

In sommige gevallen, vooral bij extreem overgewicht en de daarmee gepaard gaande gezondheidsproblemen, kan bariatrische chirurgie worden overwogen. Deze chirurgische ingrepen omvatten een gastric bypass, sleeve gastrectomie of een maagband. Deze ingrepen verkleinen de maag of veranderen het spijsverteringskanaal, wat leidt tot aanzienlijk gewichtsverlies. Ze vereisen echter een lange-termijn toewijding aan veranderingen in levensstijl en regelmatige medische follow-up.

Dit boek gaat over minimaal invasieve procedures, die vaak populair zijn omdat ze snelle resultaten beloven en relatief eenvoudig en zonder risico's uit te voeren zijn. In deze gids wordt onderzocht of dit het geval is.

Parijs, 17.12.2023

De auteurs

Inleiding

Definitie van minimaal invasieve methoden

Met minimaal intensieve vetreductiemethoden worden procedures bedoeld die een minimale ingreep in het lichaam vereisen en meestal gepaard gaan met minimale risico's of bijwerkingen. Deze methoden zijn ontworpen om plaatselijke vetophopingen te verminderen zonder de noodzaak van een uitgebreide chirurgische ingreep zoals bij traditionele liposuctie. Ze bieden een aantrekkelijke optie voor mensen die op zoek zijn naar een effectieve maar minder invasieve oplossing voor vetvermindering.

In de kern zijn minimaal intensieve methoden gebaseerd op het principe van het behandelen van vetcellen in specifieke delen van het lichaam zonder de omliggende structuren zoals de huid, spieren of inwendig weefsel aan te tasten. Hiervoor worden verschillende technologieën gebruikt die de vetcellen op verschillende manieren beïnvloeden. Sommige methoden gebruiken kou (cryolipolyse), andere hitte (laser- of radiofrequentietherapie) of chemische stoffen (injectielipolyse) om vetcellen af te breken. Het doel is om de vetcellen zodanig te beïnvloeden dat ze door het lichaam worden herkend als afvalproducten en op natuurlijke wijze worden afgebroken en uitgescheiden.

Een groot voordeel van deze methoden is dat ze meestal poliklinisch kunnen worden uitgevoerd en weinig of geen hersteltijd vereisen. Patiënten kunnen vaak direct na de behandeling hun normale activiteiten hervatten. Dit is een groot verschil met invasieve chirurgische procedures, die meestal een langere herstelperiode en een hoger risico op complicaties met zich meebrengen.

Hoewel minimaal invasieve methoden als veilig worden beschouwd en in veel gevallen effectief zijn, zijn de resultaten meestal subtieler en minder direct zichtbaar dan bij meer invasieve procedures.

Historische ontwikkeling

De historische ontwikkeling en moderne trends in minimaal intensieve vetreductiemethoden weerspiegelen de voortdurende vooruitgang in de medische technologie en de groeiende belangstelling voor esthetische behandelingen.

Oorspronkelijk waren vetreductiemethoden zeer invasief en grotendeels beperkt tot chirurgische procedures zoals liposuctie, die populair werd in de jaren 1970. Liposuctie, vaak liposuctie genoemd, is een chirurgische ingreep in de esthetische geneeskunde die tot doel heeft vetophopingen in verschillende delen van het lichaam te verminderen. Hierbij wordt een kleine canule, verbonden met een vacuümapparaat, via kleine sneetjes in de huid ingebracht om overtollig vet van het lichaam te verwijderen. Deze techniek maakt het mogelijk om gebieden met hardnekkige vetophopingen aan te pakken die vaak niet reageren op een dieet of lichaamsbeweging, zoals de buik, heupen, dijen of rug.

Liposuctie is niet bedoeld als methode om af te vallen, maar eerder als optie om lichaamscontouren te creëren. Het is ideaal voor mensen die dicht bij hun ideale lichaamsgewicht zijn, maar die bepaalde gebieden met overtollig vet willen veranderen.

Hoewel het een relatief veilige ingreep is, zijn er, zoals aan elke chirurgische ingreep, risico's verbonden aan liposuctie. Deze omvatten complicaties zoals infectie, bloedingen, gevoelloosheid of ongelijkmatige contouren. Liposuctie is wereldwijd een van de populairste en vaakst uitgevoerde cosmetische ingrepen geworden, omdat het effectieve en direct zichtbare resultaten biedt bij het contouren van het lichaam. Het is echter een zware fysieke ingreep, in tegenstelling tot minimaal invasieve methoden.

Liposuctie betekende een revolutie in de esthetische geneeskunde omdat het grote hoeveelheden vet kon verwijderen, maar ging gepaard met risico's zoals infectie, lange hersteltijd en mogelijke onregelmatigheden in de huid. In de loop der tijd is er een groeiende behoefte ontstaan aan veiligere, minder invasieve alternatieven met minder hersteltijd en een lager risico op complicaties.

Eind jaren 1990 en begin jaren 2000 leidde dit tot de ontwikkeling en introductie van technologieën die vetreductie zonder chirurgische ingreep mogelijk maakten. Deze innovaties markeerden het begin van het tijdperk van minimaal invasieve vetreductiemethoden.

De focus is steeds meer verschoven naar behandelingen die specifieke vetophopingen aanpakken terwijl de omliggende huid en weefsels onaangeroerd blijven. Vooruitgang in laser- en cryotechnologie maakte procedures mogelijk zoals laserlipolyse en cryolipolyse, die vetcellen selectief doden door de gecontroleerde toepassing van warmte of koude. Deze methoden boden een effectieve oplossing voor het verminderen van vet in specifieke gebieden en werden snel populair omdat ze het uiterlijk beloofden te verbeteren zonder de noodzaak van chirurgische liposuctie.

De afgelopen jaren zijn de minimaal intensieve methoden aanzienlijk geëvolueerd en omvatten nu een reeks technologieën, waaronder radiofrequentiebehandelingen, ultrasone therapieën en injectietherapieën die gebruikmaken van speciale verbindingen om vetcellen op te lossen. Deze innovaties hebben de behandelopties uitgebreid en bieden gepersonaliseerde oplossingen voor verschillende lichaamszones en vettypes.

De nieuwste trends op dit gebied richten zich op het combineren van verschillende technologieën om synergetische effecten te bereiken en de resultaten te verbeteren. Er is ook steeds meer aandacht voor behandelingen die naast vetvermindering ook huidverstrakking bieden om een holistisch esthetisch resultaat te bereiken. Onderzoek richt zich ook op het verder verbeteren van de veiligheid en effectiviteit van procedures en het voorspelbaarder en consistenter maken van de behandelresultaten.

Parallel aan deze technologische vooruitgang is er ook een toegenomen bewustzijn van het belang van een gezonde levensstijl als aanvulling op deze procedures. Dit omvat een uitgebalanceerd dieet en regelmatige lichaamsbeweging om de resultaten te optimaliseren en te behouden.

Samengevat zijn minimaal intensieve vetreductiemethoden geëvolueerd van puur chirurgische benaderingen naar een verscheidenheid aan technologische en innovatieve oplossingen. Deze bieden patiënten veilige, effectieve en gepersonaliseerde opties voor lichaamscontouring en weerspiegelen de voortdurende evolutie in de esthetische geneeskunde.

Betekenis voor esthetische geneeskunde

Het belang van minimaal invasieve vetreductiemethoden voor esthetische geneeskunde weerspiegelt zowel veranderingen in consumentengedrag als de vooruitgang in medische technologie.

Deze methoden hebben het spectrum van esthetische behandelingen aanzienlijk verbreed en hebben geleid tot een paradigmaverschuiving in de manier waarop lichaamscontouren en vetreductie worden benaderd.

In het verleden werden esthetische procedures voor vetvermindering bijna uitsluitend geassocieerd met de hierboven beschreven invasieve chirurgische procedures, zoals liposuctie, die weliswaar effectief waren, maar ook gepaard gingen met aanzienlijke risico's en een langere hersteltijd. Met de komst van minimaal invasieve technieken is er echter veel veranderd. Deze methoden bieden een veiliger, minder invasief alternatief voor patiënten die vet op bepaalde plekken willen verminderen zonder daarvoor een algehele narcose of een uitgebreide operatie te moeten ondergaan. Dit heeft esthetische geneeskunde toegankelijk gemaakt voor een breder scala aan patiënten.

Een ander belangrijk aspect is de individualisering van de behandeling. Minimaal invasieve methoden maken zeer specifieke doelgerichtheid en aanpassing aan de behoeften en wensen van de individuele patiënt mogelijk. Artsen kunnen nu behandelingen aanbieden die zijn afgestemd op de unieke lichaamscontouren en esthetische doelen van elke patiënt, wat resulteert in een grotere tevredenheid van de patiënt.

Bovendien heeft de ontwikkeling van deze methoden de esthetische geneeskunde op de voorgrond geplaatst van een meer gezondheidsbewuste en fitnessgeoriënteerde maatschappij. Omdat deze technieken minder invasief zijn en meestal minimale tot geen downtime vereisen, passen ze goed in een moderne levensstijl die de nadruk legt op minimale verstoring. Patiënten kunnen vaak vrijwel direct na de behandeling hun gebruikelijke activiteiten hervatten, wat de aantrekkingskracht van deze procedures nog vergroot.

Met de introductie van minimaal invasieve vetreductiemethoden is ook het scala aan esthetische behandelopties uitgebreid. Het gaat niet langer alleen om het verwijderen van ongewenst vet, maar ook om het verfijnen en verbeteren van de contouren van het lichaam. De mogelijkheid om subtiele maar significante veranderingen te bereiken heeft geleid tot een nieuw begrip van lichaamsesthetiek dat zich richt op optimalisatie en verbetering in plaats van radicale veranderingen.

Esthetische geneeskunde is ook geëvolueerd naar een meer holistische benadering dankzij minimaal invasieve technieken. Deze methoden worden vaak gezien als onderdeel van een breder plan voor lichaamscontouren dat ook een dieet, lichaamsbeweging en soms psychologische ondersteuning kan omvatten. Deze integratieve benadering weerspiegelt een dieper inzicht dat ware esthetiek niet alleen wordt bereikt door medisch ingrijpen, maar door een samenspel van fysiek, mentaal en emotioneel welzijn.

Tot slot heeft de populariteit van minimaal invasieve vetreductiemethoden onderzoek en ontwikkeling in de esthetische geneeskunde gestimuleerd. De voortdurende zoektocht naar effectievere, veiligere en comfortabelere behandelingsopties stimuleert innovatie, wat leidt tot voortdurende verbeteringen in technologieën en technieken. Dit helpt op zijn beurt om de normen in de esthetische geneeskunde voortdurend te verhogen en het veld open te houden voor toekomstige ontwikkelingen.

Hoofdstuk 1: Basisprincipes van vetreductie

Anatomie en fysiologie van vetweefsel

Vetweefsel, ook wel vetweefsel genoemd, speelt een belangrijke rol in de anatomie en fysiologie van de mens. Het is meer dan alleen een energieopslagplaats; het fungeert als een belangrijk endocrien (= hormoonafgevend) orgaan dat talrijke lichaamsfuncties beïnvloedt.

Anatomisch gezien is vetweefsel over het hele lichaam verdeeld. Er zijn twee hoofdtypen vetweefsel: wit vetweefsel (WAT) en bruin vetweefsel (BAT). Wit vet komt het meest voor in het menselijk lichaam en is voornamelijk verantwoordelijk voor de opslag van energie. Het slaat overtollige calorieën op in grote vetdruppels die in de cellen worden opgeslagen. Deze vetcellen, of adipocyten, kunnen in omvang toenemen bij gewichtstoename en in omvang afnemen bij gewichtsverlies. Wit vet dient ook als isolatie en opvulling voor organen en weefsels en draagt bij aan de hormonale regulatie.

Bruin vet daarentegen komt vooral voor bij baby's en speelt een cruciale rol bij de warmteproductie. Het bevat talrijke kleinere vetdruppeltjes en een groot aantal mitochondriën, die het zijn karakteristieke bruine kleur geven. Deze mitochondriën zorgen voor de omzetting van vet in warmte, een proces dat thermogenese wordt genoemd. Bruin vet komt minder vaak voor bij volwassenen, maar recent onderzoek suggereert dat het ook een rol kan spelen bij de regulatie van het lichaamsgewicht.

Op fysiologisch niveau is vetweefsel verantwoordelijk voor de productie van verschillende hormonen en cytokinen die verschillende lichaamsfuncties beïnvloeden. Een van deze hormonen is leptine, dat een sleutelrol speelt bij het reguleren van honger en energieniveaus. Leptine wordt uitgescheiden door vetcellen en geeft de hersenen het signaal dat er voldoende energie is opgeslagen, waardoor het hongergevoel afneemt.

Vetweefsel is ook betrokken bij de productie van adiponectine, een hormoon dat de insulinegevoeligheid en vetstofwisseling beïnvloedt. Lage adiponectinespiegels worden in verband gebracht met insulineresistentie en type 2 diabetes. Daarnaast produceert vetweefsel ook ontstekingsmediatoren die een rol kunnen spelen bij chronische ontsteking en obesitas.

Interessant is dat vetweefsel ook het metabolisme van andere stoffen in het lichaam beïnvloedt, zoals steroïden, en betrokken is bij de omzetting van steroïde hormonen.

De verdeling van vetweefsel in het lichaam verschilt tussen de geslachten, wat gedeeltelijk de verschillende patronen van gezondheidsproblemen bij mannen en vrouwen kan verklaren. Bij vrouwen concentreert het vetweefsel zich meer rond de heupen, dijen en borst, terwijl het zich bij mannen meer ophoopt in de buikstreek.

Oorzaken en verdeling van lichaamsvet

De oorzaken en verdeling van lichaamsvet in het menselijk lichaam zijn afhankelijk van verschillende factoren. Deze variëren van genetische aspecten en hormonale invloeden tot levensstijlfactoren zoals voeding en lichaamsbeweging.

Genetica speelt een belangrijke rol bij het bepalen waar en hoe het lichaam vet opslaat. Sommige mensen hebben de genetische aanleg om vet op te slaan in bepaalde delen van het lichaam, zoals de buik, heupen of dijen. Deze genetische aanleg beïnvloedt ook hoe makkelijk of moeilijk het voor iemand is om gewicht te verliezen of aan te komen. Studies hebben aangetoond dat de verdeling van lichaamsvet en de neiging tot overgewicht of obesitas in families kan worden overgeërfd.

Hormonen hebben ook een grote invloed op de vetverdeling. Hormonen zoals insuline, cortisol, oestrogenen en androgenen beïnvloeden de manier waarop het lichaam vet opslaat en afgeeft. Insuline bevordert bijvoorbeeld de vetopslag, vooral in de buikstreek. Cortisol, vaak bekend als het "stresshormoon", kan leiden tot de ophoping van vet in de buikstreek als de niveaus langdurig verhoogd zijn. Geslachtsspecifieke hormonen zoals oestrogeen en testosteron beïnvloeden ook de vetverdeling - vrouwen hebben de neiging om meer vet op te slaan rond de heupen, dijen en billen, zoals te zien is, terwijl mannen meer buikvet hebben.

Voeding en levensstijl zijn andere factoren. Een calorierijk dieet met weinig voedingsstoffen in combinatie met een zittende levensstijl leidt vaak tot een toename van lichaamsvet. Overtollige calorieën, vooral uit suiker en verzadigde vetten, worden opgeslagen als vet. De hoeveelheid en het soort voedsel dat je eet en de frequentie van de maaltijden kunnen ook van invloed zijn op de manier waarop het lichaam vet opslaat en verteert.

Gebrek aan lichaamsbeweging is een andere belangrijke factor. Regelmatige lichaamsbeweging helpt niet alleen om calorieën te verbranden, maar beïnvloedt ook de hormoonspiegels en verbetert de insulinegevoeligheid, wat op zijn beurt de vetverdeling kan beïnvloeden.

Leeftijd en geslacht zijn ook belangrijke determinanten van de vetverdeling. Met toenemende leeftijd verandert de lichaamssamenstelling - het aandeel spieren neemt af en het aandeel vet kan toenemen. Bij vrouwen verandert de vetverdeling na de menopauze, met een tendens naar een toename van buikvet, wat deels te wijten is aan hormonale veranderingen.

Psychologische factoren, zoals stress en slaapgebrek, kunnen ook van invloed zijn. Chronische stress en slaapgebrek kunnen leiden tot hormonale onevenwichtigheden die de vetopslag en eetlust beïnvloeden.

Samengevat is de verdeling en ophoping van lichaamsvet het resultaat van een complexe interactie van genetische, hormonale, leefstijl- en omgevingsfactoren. Inzicht in deze mechanismen is essentieel voor het ontwikkelen van effectieve strategieën voor gewichtsbeheersing en het verfraaien van de lichaamscontouren.

Verschillen tussen minimaal invasieve en chirurgische vetreductie

De verschillen tussen minimaal invasieve en chirurgische vetreductie zijn aanzienlijk, zowel wat betreft de procedurele technieken als de bijbehorende klinische en patiëntgerelateerde aspecten. Deze verschillen manifesteren zich op verschillende gebieden, van de invasiviteit van de procedures en hersteltijden tot de verwachte resultaten en risico's.

Chirurgische vetvermindering, met name liposuctie, is een chirurgische methode waarbij vetcellen fysiek uit het lichaam worden verwijderd. Deze procedures zijn meestal agressiever en invasiever omdat ze een chirurgische ingreep vereisen die meestal onder algehele narcose wordt uitgevoerd. Bij liposuctie worden bijvoorbeeld canules onder de huid ingebracht om vetcellen weg te zuigen. Met dergelijke procedures kan een aanzienlijke hoeveelheid vet worden verwijderd en kunnen aanzienlijke veranderingen in de lichaamscontour worden bereikt. De herstelperiode na chirurgische vetreductie is echter meestal langer en kan gepaard gaan met pijn, zwelling en blauwe plekken. Er is ook een hoger risico op complicaties zoals infectie, bloeding of ongelijkmatige contouren.

Minimaal invasieve vetreductiemethoden daarentegen maken gebruik van verschillende technologieën om vetcellen te vernietigen of hun grootte te verminderen zonder dat er grote incisies of een algemene verdoving nodig zijn. Voorbeelden van dergelijke technieken zijn cryolipolyse, laserlipolyse, radiofrequentietherapie en injectielipolyse. Deze procedures zijn over het algemeen minder pijnlijk en brengen minder risico's en bijwerkingen met zich mee. De hersteltijd is meestal korter en patiënten kunnen vaak direct na de behandeling hun normale activiteiten hervatten. De resultaten zijn echter vaak subtieler en minder direct zichtbaar dan bij chirurgische methoden. Er zijn vaak meerdere behandelingen nodig om de gewenste effecten te bereiken.

Een ander belangrijk verschil zit in de manier waarop de resultaten worden bereikt. Terwijl chirurgische methoden onmiddellijke resultaten bieden door vetcellen te verwijderen, werken minimaal invasieve technieken geleidelijk door de natuurlijke afbraak van vetcellen door het lichaam te stimuleren. Dit leidt tot een geleidelijke, natuurlijker ogende vermindering van vetweefsel in de loop van weken of maanden.

Een belangrijk aspect bij de keuze tussen minimaal invasieve en chirurgische methoden is het doel van de patiënt. Chirurgische procedures zijn beter geschikt voor uitgebreide veranderingen, terwijl minimaal invasieve methoden ideaal zijn voor fijnafstemming en gematigde lichaamscontouren. Daarnaast hebben minimaal invasieve technieken vaak de voorkeur voor mensen die vet willen verminderen zonder de downtime en risico's van een operatie.

Over het algemeen zijn beide benaderingen waardevolle hulpmiddelen in de esthetische geneeskunde, maar ze verschillen aanzienlijk wat betreft invasiviteit, hersteltijd, risico's, behandelresultaten en de toepassingsmethode. De keuze voor de ene of de andere procedure hangt af van de individuele doelstellingen, gezondheidstoestand en persoonlijke voorkeuren van de patiënt.

Overzicht van minimaal invasieve methoden

Niet-invasieve methoden voor vetreductie hebben de afgelopen jaren aanzienlijke vooruitgang geboekt en bieden nu een breed scala aan opties voor lichaamscontouring zonder dat chirurgische ingrepen nodig zijn. Deze technieken zijn gebaseerd op verschillende fysische principes om vetcellen te verminderen of te vernietigen. Ze zijn vooral aantrekkelijk omdat ze over het algemeen weinig tot geen downtime met zich meebrengen en een laag risico op bijwerkingen hebben.

Een van de bekendste niet-invasieve technieken is cryolipolyse, ook bekend onder de merknaam CoolSculpting. Deze procedure maakt gebruik van gecontroleerde koeling om vetcellen specifiek te superkoelen en af te laten sterven. De behandelde vetcellen worden afgebroken en uitgescheiden via de natuurlijke stofwisselingsprocessen van het lichaam. Cryolipolyse is bijzonder effectief voor plaatselijke vetophopingen en wordt vaak gebruikt voor gebieden zoals de buik, dijen en flanken.

Een andere populaire methode is laserlipolyse, waarbij laserenergie wordt gebruikt om vetcellen te verhitten en te vernietigen. In tegenstelling tot cryolipolyse, waarbij koude wordt gebruikt, maakt laserlipolyse gebruik van warmte. Deze methode kan ook helpen om de huid strakker te maken door de productie van collageen en elastine te stimuleren.

Radiofrequentietherapieën gebruiken hoogfrequente energie om warmte op te wekken in de diepere huidlagen. Deze warmte kan vetcellen beschadigen en tegelijkertijd huidverstrakking bevorderen. Radiofrequentie wordt vaak gebruikt in combinatie met andere technieken zoals massage of infrarood licht om de effectiviteit te vergroten.

Ultrageluidtherapie is een andere niet-invasieve optie. Deze methode maakt gebruik van geluidsgolven met een hoge intensiteit om vetcellen te vernietigen. Ultrageluidtherapie staat vooral bekend om zijn precisie en maakt een gerichte behandeling van specifieke lichaamsdelen mogelijk.

Naast deze op energie gebaseerde procedures zijn er ook mechanische methoden zoals massagetherapie, die vaak wordt gebruikt in combinatie met andere technologieën om de lymfedrainage te bevorderen en de afbraak van vetcellen te ondersteunen.

Naast deze technieken zijn er ook verschillende topische crèmes en lotions die beweren te helpen bij vetvermindering. Deze producten bevatten vaak ingrediënten die de bloedsomloop in de behandelde gebieden verhogen of de vetverbranding bevorderen. Hoewel sommige gebruikers positieve resultaten melden, is de wetenschappelijke ondersteuning voor de effectiviteit van dergelijke topische behandelingen vaak beperkt.

Hoofdstuk 2: Voorbereiding

Het juiste proces kiezen

Het kiezen van de juiste procedure voor niet-invasieve methoden van vetvermindering is een proces dat voorafgaat aan het nemen van een aantal belangrijke factoren. Deze beslissing wordt sterk beïnvloed door individuele doelen, fysieke kenmerken, medische voorgeschiedenis en persoonlijke voorkeuren. Een goed begrip van de verschillende beschikbare opties en hun specifieke werkingsmechanismen is essentieel om een weloverwogen beslissing te kunnen nemen.

Ten eerste is het belangrijk om duidelijk **je eigen doelen en verwachtingen te** bepalen. Niet-invasieve methoden zijn over het algemeen het meest geschikt voor mensen die op zoek zijn naar gematigde vetvermindering op specifieke plaatsen in plaats van gewichtsverlies. Deze methoden zijn ideaal voor het aanpakken van hardnekkige vetophopingen die niet reageren op diëten en lichaamsbeweging. Patiënten moeten realistische verwachtingen hebben wat betreft de resultaten, aangezien niet-invasieve methoden meestal subtielere veranderingen teweegbrengen dan chirurgische procedures.

Een andere belangrijke stap is **het analyseren van de specifieke lichaamsdelen** die behandeld moeten worden. Verschillende technologieën kunnen op verschillende manieren effectief zijn, afhankelijk van het gebied van het lichaam. Cryolipolyse kan bijvoorbeeld geschikt zijn voor buikvet, terwijl ultrasone therapie betere resultaten kan geven op de dijen.

Er moet ook rekening worden gehouden met **de medische voorgeschiedenis** en de gezondheidstoestand. Bepaalde reeds bestaande aandoeningen of gezondheidsproblemen kunnen van invloed zijn op de geschiktheid voor bepaalde vetreductieprocedures. Personen met bepaalde huidaandoeningen of gevoeligheden kunnen bijvoorbeeld minder geschikt zijn voor procedures waarbij gebruik wordt gemaakt van warmte of koude. Hierover later meer.

Het is ook belangrijk om de verschillende beschikbare technologieën en hun respectieve **voor- en nadelen te** begrijpen. Cryolipolyse werkt bijvoorbeeld door vetcellen te bevriezen, wat resulteert in een geleidelijke vermindering van vetweefsel in de loop van weken of maanden. Laserlipolyse daarentegen gebruikt warmte-energie om vetcellen af te breken, wat ook kan resulteren in enige huidverstrakking. Elke methode heeft zijn eigen specifieke kenmerken en de keuze moet worden gemaakt op basis van wat het beste past bij de individuele behoeften en verwachtingen.

Beschikbaarheid en toegang tot de technologieën zijn ook relevante overwegingen. Sommige procedures zijn mogelijk niet in alle klinieken of geografische regio's beschikbaar. Bovendien variëren de **kosten** van verschillende methoden aanzienlijk, wat ook moet worden meegenomen in het besluitvormingsproces.

Uiteindelijk is een professioneel consult met een gekwalificeerde specialist essentieel. Een ervaren arts kan een grondige beoordeling geven, specifieke aanbevelingen doen en een duidelijk beeld schetsen van de verwachte resultaten en het algemene verloop van de behandeling. Deze expertise is essentieel om een weloverwogen en zelfverzekerde beslissing te kunnen nemen.

Begeleidingsgesprek

Het consult vormt de basis voor een succesvolle behandeling door ervoor te zorgen dat de verwachtingen van de patiënt en de behandelopties op elkaar zijn afgestemd. Het consult biedt de gelegenheid voor een uitgebreide beoordeling en stelt de arts of therapeut in staat om een persoonlijk behandelplan te ontwikkelen dat is afgestemd op de specifieke behoeften en doelen van de patiënt.

Tijdens het consult zal de arts grondig informeren naar de medische voorgeschiedenis van de patiënt, inclusief eerdere ziekten, huidige gezondheidstoestand en eventuele medicijnen. Deze informatie is cruciaal om mogelijke risico's of contra-indicaties voor bepaalde vetreductieprocedures te identificeren. Bepaalde gezondheidsaandoeningen zoals huidziekten of bloedingsstoornissen kunnen bijvoorbeeld bepaalde behandelingsopties uitsluiten.

Daarnaast maakt het consult een open discussie mogelijk over de esthetische doelen van de patiënt. De arts kan vragen stellen om precies te begrijpen welke delen van het lichaam de patiënt wil veranderen en wat voor resultaten er worden verwacht. Dit gesprek helpt om realistische verwachtingen te stellen. Niet-invasieve methoden bieden vaak subtielere resultaten dan chirurgische ingrepen en het is belangrijk dat patiënten dit begrijpen en hun verwachtingen hierop afstemmen.

Een ander belangrijk aspect van het consult is de uitleg over de verschillende behandelingsmogelijkheden. De arts zal in detail uitleggen hoe de verschillende technologieën werken, inclusief hun voor- en nadelen, het verwachte verloop van de behandeling, het aantal benodigde sessies en de mogelijke bijwerkingen. Deze informatie helpt de patiënt om een weloverwogen beslissing te nemen over de behandeling.

Het consult biedt ook de gelegenheid om vragen te stellen en zorgen te bespreken. Patiënten kunnen vragen stellen over de kosten, de duur, de hersteltijd, de zorg na de behandeling en de resultaten op lange termijn. Een goed geïnformeerde patiënt is waarschijnlijk beter in staat om actief deel te nemen aan het besluitvormings- en behandelingsproces.

Tot slot kan de arts tijdens het consult ook het belang van een gezonde levensstijl benadrukken. Hoewel niet-invasieve methoden om vet te verminderen effectief kunnen zijn, zijn ze het meest effectief als ze worden gecombineerd met een evenwichtig dieet en regelmatige lichaamsbeweging. Deze holistische aanpak helpt om de resultaten van de behandeling op de lange termijn te maximaliseren en te behouden.

Over het algemeen is het consult een essentieel onderdeel van het niet-invasieve vetreductieproces. Het legt de basis voor een succesvolle behandeling door ervoor te zorgen dat zowel de patiënt als de behandelaar op één lijn zitten wat betreft doelen, verwachtingen en behandelplan.

Medische vereisten en contra-indicaties

Medische vereisten en contra-indicaties zijn ook belangrijke aspecten bij het beoordelen van de geschiktheid voor niet-invasieve vetreductieprocedures. Het in overweging nemen van deze factoren is belangrijk om de veiligheid en effectiviteit van de behandeling te garanderen.

Bij het gebruik van niet-invasieve methoden voor vetvermindering is het belangrijk om te controleren of patiënten aan bepaalde **medische eisen voldoen om** optimale resultaten te behalen en het risico op complicaties te minimaliseren.

Een goede algemene gezondheidstoestand is van fundamenteel belang. Patiënten moeten idealiter ook vrij zijn van ernstige medische aandoeningen, omdat dergelijke aandoeningen het risico op complicaties tijdens of na de behandeling kunnen verhogen.

Het is ook belangrijk dat patiënten realistische verwachtingen hebben van de behandeling. Niet-invasieve vetreductiemethoden zijn voornamelijk bedoeld om matige vetophopingen in specifieke gebieden te verminderen en moeten niet worden gezien als vervanging voor uitgebreide programma's voor gewichtsverlies. Dergelijke behandelingen zijn het meest effectief als het lichaamsgewicht van de patiënt relatief stabiel is. Aanzienlijke gewichtsschommelingen kunnen de effectiviteit van de behandeling op de lange termijn nadelig beïnvloeden en moeten daarom worden vermeden.

De conditie van de huid speelt ook een belangrijke rol. Een gezonde huid zonder actieve infecties, wonden of ernstige huidziekten in het doelgebied van de behandeling is essentieel om de risico's te minimaliseren en de genezing te bevorderen. Voldoende huidelasticiteit is ook gunstig om ongewenste huidverslapping na vetreductie te voorkomen. Dit helpt om de esthetische resultaten te verbeteren en de huid stevig en glad te houden.

Bij het plannen van niet-invasieve vetreductiebehandelingen is het ook essentieel om rekening te houden met **mogelijke contra-indicaties om** de veiligheid van de patiënt te garanderen en het risico op complicaties te minimaliseren.

Patiënten met **ernstige chronische ziekten** zoals hart- en vaatziekten, lever- of nieraandoeningen moeten met voorzichtigheid worden behandeld omdat deze aandoeningen het risico op complicaties kunnen verhogen. Bloedstollingsstoornissen, zoals hemofilie of het gebruik van bloedverdunners, verhogen ook het risico op bloedingen, waarmee rekening moet worden gehouden bij het plannen van procedures.

Zwangere vrouwen en vrouwen die borstvoeding geven moeten niet-invasieve vetreductieprocedures vermijden, omdat de effecten op het ongeboren of borstgevoede kind onduidelijk zijn. Actieve huidaandoeningen zoals eczeem, psoriasis of infecties in het behandelde gebied kunnen ook contra-indicaties zijn, omdat deze aandoeningen door de procedure kunnen verergeren.

Patiënten **met geïmplanteerde medische apparaten** zoals pacemakers of defibrillators moeten bepaalde procedures vermijden, vooral die waarbij elektrische of magnetische energie wordt gebruikt. De situatie is vergelijkbaar met metalen implantaten in het behandelgebied, wat problematisch kan zijn bij procedures zoals radiofrequentietherapie.

Endocriene aandoeningen zoals een overactieve of onderactieve schildklier kunnen ook van invloed zijn op de resultaten en moeten vóór de behandeling worden gestabiliseerd. Patiënten die onlangs een chirurgische ingreep hebben ondergaan, vooral in het gebied van de geplande behandeling, moeten mogelijk wachten tot ze volledig hersteld zijn voordat ze een niet-invasieve vetreductie kunnen overwegen.

Voorzichtigheid is geboden als er sprake is van **actieve kanker** of een voorgeschiedenis van kanker in het behandelgebied en dergelijke patiënten worden vaak uitgesloten van behandeling. Er moet ook rekening worden gehouden met allergieën of intoleranties voor stoffen die bij bepaalde behandelingen worden gebruikt, zoals injectie-lipolyse. Daarnaast kunnen bepaalde auto-immuunziekten het risico op bijwerkingen verhogen.

Een grondig medisch onderzoek en medische voorgeschiedenis zijn daarom essentieel om er zeker van te zijn dat de patiënt geschikt is voor behandeling. Het is belangrijk dat patiënten alle relevante medische informatie verstrekken om een weloverwogen beslissing over de geschiktheid voor behandeling mogelijk te maken. Deze uitgebreide evaluatie helpt de risico's te minimaliseren en de veiligheid en effectiviteit van de behandeling te maximaliseren.

Realistische doelstelling

Het managen van verwachtingen en het stellen van realistische doelen zijn fundamentele elementen bij het plannen en uitvoeren van niet-invasieve vetreductieprocedures. Ze spelen een cruciale rol in de tevredenheid van de patiënt en het succes van de behandeling. Door de juiste verwachtingen te stellen en duidelijk te communiceren over wat realistisch gezien kan worden bereikt, worden teleurstellingen en misverstanden voorkomen.

Ten eerste is het belangrijk dat patiënten begrijpen dat niet-invasieve vetreductiemethoden bedoeld zijn voor gerichte, gematigde lichaamscontouren en niet als middel om af te vallen of als vervanging voor een gezonde levensstijl. Deze procedures zijn het meest geschikt om hardnekkige vetophopingen aan te pakken die niet reageren op diëten en lichaamsbeweging, niet voor algeheel gewichtsverlies.

Patiënten moeten er ook op gewezen worden dat de resultaten niet onmiddellijk zichtbaar zijn. In tegenstelling tot chirurgische procedures, waarbij het vet fysiek wordt verwijderd, hebben niet-invasieve methoden tijd nodig om zichtbare veranderingen teweeg te brengen. Het lichaam heeft tijd nodig om de behandelde vetcellen op natuurlijke wijze af te breken en te elimineren. Afhankelijk van de methode en het individuele metabolisme van de patiënt kan dit weken of zelfs maanden duren.

Een ander belangrijk onderdeel van verwachtingsmanagement is begrijpen dat er meerdere behandelsessies nodig kunnen zijn om de gewenste resultaten te behalen. Terwijl sommige patiënten al na één sessie bevredigende resultaten behalen, kan het bij anderen nodig zijn om extra sessies te ondergaan om de gewenste verbeteringen te bereiken.

Daarnaast is het cruciaal dat patiënten worden geïnformeerd dat de resultaten van vetreductie vaak niet blijvend zijn als ze niet worden ondersteund door een gezonde levensstijl. Een evenwichtig dieet en regelmatige lichaamsbeweging zijn essentieel om de resultaten van de behandeling te behouden en te voorkomen dat vet zich opnieuw ophoopt.

Patiënten moeten ook worden geïnformeerd over de mogelijke bijwerkingen en risico's van de verschillende behandelmethoden. Hoewel niet-invasieve procedures over het algemeen als veilig worden beschouwd en minder risico's met zich meebrengen dan chirurgische procedures, kunnen ze toch leiden tot bijwerkingen zoals roodheid, zwelling, blauwe plekken of ongemak in het behandelgebied.

Hoofdstuk 3: Injectie-lipolyse (vetverwijderende injectie)

Injectie-lipolyse, ook wel vetverwijderende injecties genoemd, is een erkende minimaal invasieve methode om plaatselijke vetophopingen te verminderen. Het werkingsmechanisme en de stoffen die bij deze procedure worden gebruikt, zijn gebaseerd op de gerichte vernietiging van vetcellen met behulp van chemische stoffen.

Schuren om spuiten te verwijderen

Niet hiermee te verwarren zijn geneesmiddelen die algemeen bekend staan als afslankinjecties zoals Ozempic (actief ingrediënt semaglutide), Wegovy, Saxenda, Contrave en andere. Deze maken geen deel uit van de minimaal invasieve maatregelen voor vetvermindering in de esthetische geneeskunde.

Ozempic is een geneesmiddel dat oorspronkelijk werd ontwikkeld voor de behandeling van type 2 diabetes. Het behoort tot de klasse van GLP-1-receptoragonisten en werkt door de insulinesecretie te verhogen en de glucagonspiegel te verlagen, wat resulteert in een betere bloedglucoseregeling.

Meer recentelijk is Ozempic ook besproken in de context van algemeen gewichtsverlies, omdat het het hongergevoel kan verminderen en zo kan leiden tot een verminderde calorie-inname. Het is echter belangrijk om te benadrukken dat Ozempic in de eerste plaats een geneesmiddel is voor de behandeling van diabetes en dat elk gebruik voor gewichtscontrole strikt onder medisch toezicht moet plaatsvinden. De toediening van deze medicatie betekent een aanzienlijke verstoring van de gezondheid.

Minimaal invasieve vetreductie in de esthetische geneeskunde verwijst daarentegen meestal naar fysieke procedures zoals injectie-lipolyse, laserbehandelingen of cryolipolyse, die tot doel hebben vetcellen direct te reduceren of te verwijderen. Ozempic etc. valt niet in deze categorie en moet daarom niet worden gezien als een vervanging voor gevestigde minimaal invasieve vetreductieprocedures.

Onderscheid van Citroenfles Jab

"Lemon Bottle" is de afgelopen zes maanden een veelbesproken onderwerp geworden in de esthetische geneeskunde in de Engelstalige wereld, vooral op online platforms zoals TikTok, waar het miljoenen keren is bekeken. Lemon Bottle wordt op de markt gebracht als een innovatieve vetoplossende injectie en wordt aangeprezen als effectiever en veiliger dan andere producten. Lemon Bottle heeft een grote aanhang verworven en wordt gepromoot op sociale media, Facebook Marketplace, Instagram, enz. Lemon Bottle wordt op de markt gebracht als een cosmetisch product en is vrij verkrijgbaar online in bijvoorbeeld het Verenigd Koninkrijk.

Lemon Bottle wordt gemaakt door Sid Medicos in Seoul, Zuid-Korea en claimt sterker te zijn dan andere vetoplossende injecties. Terwijl concurrerende producten gebaseerd zijn op bewezen stoffen zoals deoxycholzuur, is Lemon Bottle gemaakt van ingrediënten zoals bromelaïne, riboflavine en lecithine. Wanneer deze in gebieden met hardnekkig vet worden geïnjecteerd, zouden ze de vetcellen omzetten in vetzuren, die vervolgens op natuurlijke wijze worden uitgescheiden. Er zijn aanwijzingen dat de effectiviteit van bromelaïne, een van de ingrediënten, gebaseerd is op studies met muiscelmodellen en het is onduidelijk of deze resultaten op mensen kunnen worden overgedragen.

De wettelijke status van Lemon Bottle als cosmetisch product in het Verenigd Koninkrijk, in plaats van een medisch hulpmiddel, betekent dat het niet onderworpen is aan dezelfde strenge veiligheidstests die vereist zijn voor medische hulpmiddelen. Door deze status kan het product ook worden toegediend door niet-gezondheidswerkers die niet onder professioneel toezicht staan, of kan het zelf worden toegediend.

Gezien de onduidelijke voordelen en risico's op de lange termijn van Lemon Bottle, een nieuw product dat niet wetenschappelijk bewezen of onafhankelijk getest is, raden we het gebruik ervan op dit moment af.

In de Europese Unie zijn producten die worden gebruikt om vet te verminderen en die worden toegediend door middel van injecties sowieso onderworpen aan strenge regelgeving. Volgens de EU-wetgeving mogen dergelijke producten over het algemeen niet zonder recept worden verkocht, vooral niet als ze worden gecategoriseerd als geneesmiddel of medisch hulpmiddel.

Producten die worden geïnjecteerd en een farmacologisch, immunologisch of metabolisch effect op het lichaam hebben, worden in de EU geclassificeerd als geneesmiddelen. Ze moeten worden goedgekeurd door de relevante autoriteiten, zoals het Europees Geneesmiddelenbureau (EMA). Deze toelating vereist bewijs van veiligheid, werkzaamheid en kwaliteit door middel van klinische studies en tests. Dit is momenteel niet beschikbaar voor Lemon Bottle Jab.

Bovendien moeten dergelijke producten worden toegediend door gekwalificeerde medische professionals. De verkoop en toediening van injecteerbare vetverminderingsproducten door niet-gekwalificeerd personeel of zonder medisch toezicht zou in strijd zijn met de EU-regelgeving. Daarnaast zijn de reclame en marketing van dergelijke producten ook onderworpen aan strenge regels om misleidende of onnauwkeurige gezondheidsclaims te voorkomen.

In het algemeen vereisen EU-wetten dat producten die significante gezondheidseffecten kunnen hebben, onderworpen worden aan nauwkeurig onderzoek en controle om de volksgezondheid en veiligheid te waarborgen. Elk product dat gebruikt en geïnjecteerd wordt voor vetreductie moet aan deze strenge eisen voldoen om legaal op de markt gebracht en gebruikt te kunnen worden in de EU.

Hoe injectielipolyse werkt

Het belangrijkste actieve ingrediënt dat wordt gebruikt in de hier besproken injectie-lipolyse is deoxycholzuur, een van nature voorkomend galzuur. In de geneeskunde wordt deoxycholzuur synthetisch geproduceerd en gebruikt voor de behandeling. Deze stof heeft het vermogen om de membranen van vetcellen op te lossen. Wanneer deoxycholzuur in het vetweefsel wordt geïnjecteerd, veroorzaakt het lysis, d.w.z. het uiteenvallen van de vetcellen. De vrijgekomen vetinhoud - triglyceriden - wordt dan afgebroken en uitgescheiden via de natuurlijke stofwisselingsroutes van het lichaam.

Het proces van lipolyse door injectie begint met het zorgvuldig markeren van de te behandelen gebieden. Vervolgens wordt een plaatselijke verdoving aangebracht of geïnjecteerd in het te behandelen gebied om de pijn tijdens de procedure tot een minimum te beperken. Vervolgens wordt het deoxycholzuur met fijne naalden rechtstreeks in het vetweefsel geïnjecteerd. Het aantal injecties en de hoeveelheid actieve stof die wordt gebruikt, variëren afhankelijk van de grootte en de aard van het te behandelen gebied.

Na de injectie begint het deoxycholzuur in te werken op de vetcellen, wat leidt tot de vernietiging van de vetcelmembranen. De celresten en het vrijgekomen vet worden vervolgens opgenomen door het immuunsysteem van het lichaam en uitgescheiden via de lever en de nieren. Dit proces kan enkele weken duren en meestal worden meerdere behandelingssessies met een tussenpoos van enkele weken uitgevoerd om een optimaal resultaat te bereiken.

Behandeling met injectie-lipolyse is vooral effectief voor kleinere vetophopingen, zoals dubbele kinnen, love handles of vetophopingen op de armen en benen. Het is belangrijk op te merken dat injectie-lipolyse geen methode is voor algemene gewichtsvermindering, maar eerder voor gerichte contouren van het lichaam.

Injectie-lipolyse wordt over het algemeen goed verdragen, maar zoals bij alle medische ingrepen zijn er mogelijke bijwerkingen en risico's. Dit zijn pijn, zwelling, blauwe plekken, roodheid en, in zeldzame gevallen, infecties of allergische reacties. Deze omvatten pijn, zwelling, blauwe plekken, roodheid en, in zeldzame gevallen, infecties of allergische reacties. Grondige informatie en zorgvuldige selectie van de patiënt zijn daarom essentieel om het risico op bijwerkingen te minimaliseren en de veiligheid en effectiviteit van de behandeling te garanderen.

Behandelingsprocedure en -technieken

Injectie-lipolyse begint met een uitgebreide voorbereiding en begeleiding. Tijdens een uitgebreid consult tussen de gekwalificeerde specialist en de patiënt worden de medische voorgeschiedenis, esthetische doelen en mogelijke contra-indicaties besproken. Tijdens dit consult zal de arts de methode uitleggen, de verwachte resultaten en mogelijke risico's toelichten en het aantal sessies bespreken dat waarschijnlijk nodig zal zijn.

Op basis van de individuele doelstellingen van de patiënt en de kenmerken van het te behandelen gebied stelt de arts een behandelplan op maat op. Dit plan omvat het bepalen van de exacte injectieplaatsen en de hoeveelheid actieve stof die moet worden gebruikt. De voorbereiding op de procedure omvat een grondige reiniging en desinfectie van het behandelgebied om het risico op infectie te minimaliseren. De arts gebruikt een speciale marker om de plekken op de huid waar de injecties moeten worden gegeven nauwkeurig te markeren, zodat de injecties nauwkeurig kunnen worden geplaatst.

Hoewel injectielipolyse vaak zonder verdoving wordt uitgevoerd, is het mogelijk om een plaatselijk verdovingsmiddel of een licht plaatselijk verdovingsmiddel te gebruiken om het comfort van de patiënt tijdens de procedure te verhogen. Het actieve ingrediënt, meestal een oplossing die deoxycholzuur bevat, wordt met een fijne naald direct in het vetweefsel geïnjecteerd. De techniek en diepte van de injectie zijn cruciaal voor de effectiviteit en veiligheid van de procedure.

De duur van een typische behandelsessie varieert, afhankelijk van de grootte van het behandelgebied en het aantal injecties, en kan variëren van 30 tot 60 minuten. Na de behandeling is het normaal om wat zwelling, roodheid of blauwe plekken te ervaren, maar dit is meestal tijdelijk en trekt binnen een paar dagen weg. De meeste patiënten kunnen hun normale activiteiten direct hervatten, maar moeten zich de eerste paar dagen na de behandeling onthouden van intensieve lichamelijke activiteiten.

Voor optimale resultaten zijn vaak meerdere behandelingen nodig, die meestal met tussenpozen van enkele weken worden uitgevoerd. Dit geeft het lichaam voldoende tijd om de vernietigde vetcellen af te breken en te elimineren. Het verloop van de behandeling varieert afhankelijk van de individuele reactie en de esthetische doelen van de patiënt.

De uiteindelijke resultaten van injectie-lipolyse zijn meestal pas enkele weken na de laatste behandelingssessie zichtbaar, omdat het lichaam tijd nodig heeft om de vernietigde vetcellen te verwerken. Regelmatige vervolgonderzoeken door de arts zijn belangrijk om de voortgang te controleren en zo nodig aanpassingen te doen.

In het algemeen biedt lipolyse door injectie een minder invasief alternatief voor chirurgische vetverwijdering. Het succes van de behandeling hangt sterk af van de keuze van een ervaren specialist die het hele proces zorgvuldig plant en uitvoert. Een grondig consult en realistische verwachtingen, in combinatie met het opvolgen van de aanbevelingen voor nazorg, zijn cruciaal voor het bereiken van de beste resultaten en het verzekeren van het welzijn van de patiënt.

Effectiviteit en studies

Injectie-lipolyse is in de esthetische geneeskunde een effectieve methode gebleken om plaatselijke vetophopingen te verminderen.

Verschillende studies en klinische onderzoeken hebben de effectiviteit van deze methode geëvalueerd en aangetoond dat deze vooral effectief is in gebieden zoals de onderbuik, flanken, dijen en het submentale gebied. Patiënten melden vaak een zichtbare verbetering van de lichaamscontouren in de behandelde gebieden, wat wordt geobjectiveerd door een meetbare vermindering van de omtrek.

De tevredenheid van de patiënt over de resultaten van injectie-lipolyse hangt sterk af van de vraag of de verwachtingen van de behandeling vooraf realistisch waren. Studies tonen aan dat veel patiënten tevreden zijn met de resultaten, vooral als ze goed geïnformeerd zijn over het behandelproces en de te verwachten resultaten.

Het langdurige karakter van de resultaten wordt ook benadrukt, hoewel wordt benadrukt dat het behoud van de resultaten een gezonde levensstijl vereist. Vetcellen die eenmaal vernietigd zijn, vormen zich niet opnieuw, maar een enorme gewichtstoename kan ertoe leiden dat vetophopingen in het algemeen weer aangroeien. De variabiliteit van de resultaten hangt af van individuele factoren zoals de dikte van het vetweefsel en het totale aantal behandelingssessies.

Het veiligheidsprofiel van lipolyse door injectie is ook een belangrijk onderzoeksgebied. De meeste onderzoeken melden een goed veiligheidsprofiel met meestal milde en voorbijgaande bijwerkingen. Ernstige complicaties komen zelden voor, maar zoals bij alle medische ingrepen is er een zeker risico.

Sinds 2004 wordt er wereldwijd onderzoek gedaan naar deze therapievariant en er is grote vooruitgang geboekt in de kennis over de effectiviteit en het werkingsmechanisme, vooral in Duitsland, waar de meeste gebruikers te vinden zijn. De therapeutische werking van de essentiële fosfolipide fosfatidylcholine (PPC) bij injectie-lipolyse is al vele malen bewezen, waarbij PPC een positief effect heeft op vetverlies op alle niveaus.

Over het algemeen wordt injectie-lipolyse door deskundigen erkend als een effectieve methode om vetophopingen te verminderen, hoewel de resultaten afhangen van de individuele beginsituatie van de patiënt.

Mogelijke risico's en bijwerkingen

Hoewel injectie-lipolyse als veilig wordt beschouwd, brengt het net als alle medische ingrepen potentiële risico's en bijwerkingen met zich mee.

Patiënten kunnen pijn of ongemak ervaren tijdens en na de behandeling, maar dit is meestal mild en tijdelijk. Daarnaast kunnen roodheid, zwelling en blauwe plekken optreden op de injectieplaatsen. Deze zijn meestal onschuldig en verdwijnen binnen een paar dagen tot weken. Sommige patiënten melden ook jeuk of een branderig gevoel in het behandelde gebied, maar dit verdwijnt meestal na korte tijd.

Hoewel dit zelden voorkomt, zijn er ernstigere bijwerkingen waar rekening mee moet worden gehouden. Deze omvatten het risico op infectie door het binnendringen van de huid. Zorgvuldige hygiëne en nazorg zijn cruciaal om dit risico te minimaliseren.

Allergische reacties op de gebruikte stoffen kunnen ook voorkomen, hoewel dit zeldzaam is. De symptomen kunnen huiduitslag, netelroos of, in ernstige gevallen, ademhalingsmoeilijkheden zijn. In zeer zeldzame gevallen kan necrose optreden, d.w.z. het afsterven van weefsel in het behandelde gebied, mogelijk veroorzaakt door een toevallige injectie in bloedvaten of door te hoge concentraties van de werkzame stof.

Soms kan de behandeling ook leiden tot onregelmatigheden in de huidcontouren, vooral als deze niet correct wordt uitgevoerd.

Hoofdstuk 4: Cryolipolyse

Koude toepassing voor vetvermindering

Cryolipolyse, een innovatieve methode om vet te verminderen, maakt gebruik van de selectieve gevoeligheid van vetcellen voor kou om ze gericht af te breken zonder het omliggende weefsel, zoals huid of spiercellen, aan te tasten. Deze niet-invasieve procedure heeft zich een plaats veroverd in de esthetische geneeskunde dankzij haar wetenschappelijke basis en doeltreffendheid.

Bij cryolipolyse worden vetcellen blootgesteld aan gecontroleerde kou, wat leidt tot kristallisatie van de lipiden in deze cellen. Deze blootstelling aan kou leidt tot een gecontroleerde celdood, apoptose genaamd, waardoor de vetcellen instorten. Na verloop van tijd worden deze afgebroken vetcellen op natuurlijke wijze door het lichaam geëlimineerd. Dit proces leidt tot een langdurige vermindering van vetweefsel in de behandelde gebieden, omdat volwassenen gewoonlijk geen nieuwe vetcellen vormen.

Cryolipolyse is bijzonder effectief voor de behandeling van plaatselijke vetophopingen en biedt een minder invasief alternatief voor de traditionele liposuctie. Omdat de behandeling geen chirurgische ingreep vereist, zijn de risico's kleiner en is de hersteltijd korter dan bij chirurgische methoden.

Het succespercentage van cryolipolyse hangt af van verschillende factoren, waaronder de individuele aard van het vetweefsel en de specifieke behandeldoelen van de patiënt. Er kunnen meerdere behandelingssessies nodig zijn om optimale resultaten te bereiken. Nogmaals, het is belangrijk om realistische verwachtingen te hebben en te begrijpen dat cryolipolyse weliswaar effectief plaatselijke vetophopingen kan verminderen, maar niet geschikt is als methode voor algemeen gewichtsverlies.

Procedure van de cryolipolysebehandeling

Het proces begint met een nauwkeurige bepaling en markering van het doelgebied, waarbij de buik, flanken, dijen en rug vaak worden gekozen als typische gebieden voor behandeling.

De behandeling maakt gebruik van een speciaal apparaat dat koelplaten bevat en op het doelgebied wordt geplaatst. Dit apparaat koelt het vetweefsel tot een gecontroleerde temperatuur die speciaal is ontworpen om vetcellen te beschadigen zonder het omliggende weefsel te beschadigen. Een behandelingssessie duurt meestal tussen de 30 minuten en een uur per gebied, hoewel de effecten van de behandeling niet onmiddellijk zijn. Het proces van vetvermindering begint in de dagen en weken na de behandeling en kan enkele maanden duren.

De wetenschappelijke achtergrond van cryolipolyse is gebaseerd op onderzoek dat de reactie van vetcellen op de effecten van kou onderzoekt. Studies hebben aangetoond dat onder gecontroleerde omstandigheden gerichte koeling kan leiden tot een aanzienlijke vermindering van vetweefsel. De behandeling wordt als veilig beschouwd en de meeste patiënten verdragen het goed. De meest voorkomende bijwerkingen zijn tijdelijke roodheid, zwelling, blauwe plekken en gevoelloosheid in het behandelde gebied, terwijl ernstige bijwerkingen zeldzaam zijn.

De populariteit van cryolipolyse is te danken aan de effectiviteit, de veiligheid en het feit dat er geen hersteltijd nodig is. Deze methode biedt een effectieve oplossing voor patiënten die op zoek zijn naar een niet-invasieve optie voor lichaamscontouren. De toenemende populariteit weerspiegelt de groeiende belangstelling voor niet-chirurgische alternatieven in de esthetische geneeskunde.

Cryolipolyse vereist nauwkeurige behandelprotocollen en gespecialiseerde apparatuurtechnologie. De effectiviteit en veiligheid van de behandeling zijn sterk afhankelijk van de juiste toepassing van deze protocollen en de kwaliteit van de gebruikte apparatuur.

Behandelingsprotocollen

Het cryolipolyseproces begint meestal met een uitgebreid consult waarin de arts de doelen en verwachtingen van de patiënt bespreekt, evenals mogelijke contra-indicaties. Tijdens dit consult wordt beoordeeld of de patiënt geschikt is voor de behandeling en worden de te behandelen gebieden geïdentificeerd. Er worden foto's van de doelgebieden genomen om de beginsituatie vast te leggen en latere resultaten te vergelijken.

Vervolgens worden de te behandelen gebieden op de huid gemarkeerd en wordt de patiënt zo gepositioneerd dat de toegang tot deze gebieden optimaal is. Voordat het cryolipolyseapparaat wordt geplaatst, wordt er een beschermend gelkussen op de huid aangebracht om deze te beschermen tegen de kou en de ervaring comfortabeler te maken voor de patiënt. Het apparaat zelf trekt het vetweefsel tussen twee koelplaten met behulp van een vacuüm om het weefsel gericht af te koelen. Deze koelfase duurt meestal tussen de 35 en 60 minuten en is ontworpen om het vetweefsel af te koelen tot een gecontroleerde temperatuur.

Na de behandeling wordt het behandelde gebied met de hand gemasseerd om de vetcellen af te breken en het weefsel glad te maken. De patiënt krijgt specifieke nazorginstructies en wordt uitgenodigd voor follow-upbezoeken om de resultaten te beoordelen.

Cryolipolyse is een doordachte procedure die een nietinvasief alternatief is voor chirurgische methoden om vet te verminderen. Door de gecontroleerde toepassing van koude kan de procedure vetcellen effectief afbreken en leiden tot een zichtbare verbetering van de lichaamscontouren. Voor een succesvolle behandeling is het belangrijk om een ervaren en gekwalificeerde specialist te kiezen die het hele proces, van voorbereiding tot uitvoering en nazorg, zorgvuldig plant en begeleidt.

Apparaattechnologie

Moderne cryolipolyseapparaten worden gekenmerkt door het gebruik van geavanceerde koeltechnologieën die het mogelijk maken om het vetweefsel gericht af te koelen tot de gewenste temperatuur zonder het omliggende weefsel te beschadigen.

Deze apparaten zijn uitgerust met vacuümapplicatoren van verschillende grootte en vorm die speciaal ontworpen zijn om verschillende delen van het lichaam effectief te behandelen. De applicators creëren een vacuüm dat het vetweefsel tussen de koelplaten trekt voor een nauwkeurige en gelijkmatige koeling.

De nauwkeurige regeling van de koeltemperatuur en -duur door de apparaten maakt een constante en effectieve behandeling mogelijk. Deze gecontroleerde koeling is een belangrijk element in het bereiken van de gewenste resultaten. Om de veiligheid en het comfort tijdens de behandeling te garanderen, zijn er veiligheidssensoren in de apparaten geïntegreerd om de huidtemperatuur en de werking van het apparaat continu te controleren.

Het ergonomische ontwerp van de apparaten is ontworpen om comfortabel gebruik mogelijk te maken voor zowel de patiënt als de behandelaar, waardoor de behandelervaring voor beide partijen wordt verbeterd.

Cryolipolyse is een zeer gespecialiseerde procedure die zowel expertise als precisie vereist. De kwaliteit van de gebruikte apparatuur en een strikte naleving van de behandelprotocollen zijn cruciaal om de veiligheid en effectiviteit van de behandeling te garanderen. Het is daarom belangrijk dat patiënten gekwalificeerde professionals raadplegen die over de nodige ervaring en de juiste apparatuur beschikken om de best mogelijke resultaten te behalen. Deze combinatie van geavanceerde technologie, deskundige toepassing en zorgvuldige planning van de behandeling maakt cryolipolyse tot een populaire keuze voor patiënten die op zoek zijn naar een niet-invasieve methode van lichaamscontouring.

Langetermijneffecten en klinische studies

Sinds de introductie is cryolipolyse het onderwerp geworden van uitgebreid onderzoek naar de effectiviteit, veiligheid en duurzaamheid ervan.

De **langetermijneffecten van** deze behandeling, die resulteert in een permanente vermindering van vetcellen, zijn bijzonder opmerkelijk. De behandeling zorgt ervoor dat de behandelde vetcellen kristalliseren en afsterven voordat ze op natuurlijke wijze door het lichaam worden afgebroken en uitgescheiden. Omdat volwassenen normaal gesproken geen nieuwe vetcellen vormen, is de vermindering van vetcellen door cryolipolyse meestal van lange duur. Het behoud van deze resultaten is echter sterk afhankelijk van het behoud van een stabiel lichaamsgewicht, en een gezonde levensstijl met een evenwichtig dieet en regelmatige lichaamsbeweging is essentieel voor het behoud van de resultaten.

Patiënten melden vaak een zichtbare en meetbare verbetering van de lichaamscontouren in de behandelde gebieden, wat een positieve invloed kan hebben op het gevoel van eigenwaarde en het welzijn. Klinische studies bevestigen de effectiviteit van cryolipolyse bij het verminderen van vetophopingen in verschillende delen van het lichaam, waarbij een significante vermindering van vetweefsel in de behandelde gebieden wordt waargenomen.

De **veiligheid** van cryolipolyse wordt ook benadrukt: de meeste onderzoeken melden minimale en tijdelijke bijwerkingen zoals roodheid, zwelling en gevoelloosheid, en ernstige complicaties worden als zeldzaam beschouwd.

In **onderzoeken naar de tevredenheid van patiënten** presteerde cryolipolyse vaak gunstig, vooral wanneer patiënten vooraf realistisch werden geïnformeerd over de verwachte resultaten. Onderzoek toont aan dat cryolipolyse een effectieve en veilige methode is voor niet-invasieve vetreductie, met langdurige resultaten zolang de patiënt op gewicht blijft. Het is het meest effectief bij patiënten die dicht bij hun ideale lichaamsgewicht zijn en specifieke, gelokaliseerde vetophopingen willen verminderen.

Cryolipolyse is een aantrekkelijk alternatief voor chirurgische vetverwijdering, vooral voor patiënten die op zoek zijn naar een niet-invasieve optie met minimale downtime en lage risico's. Het is een belangrijke innovatie in de esthetische geneeskunde. Voortdurend onderzoek en controle helpen om de methode verder te verfijnen en de effectiviteit en veiligheid te maximaliseren, waardoor de populariteit en acceptatie nog verder toenemen.

Veiligheid en bijwerkingen

Als een niet-invasieve methode voor vetvermindering heeft cryolipolyse zich gevestigd als een populaire behandelingsoptie vanwege het lage risico en het **hoge veiligheidsprofiel**.

Maar zoals bij elke medische ingreep zijn er potentiële **risico's en bijwerkingen** waarmee rekening moet worden gehouden.

De meest voorkomende bijwerkingen van cryolipolyse zijn meestal mild en tijdelijk. Deze omvatten roodheid, zwelling, blauwe plekken en gevoelloosheid in het behandelgebied. Deze symptomen treden meestal direct na de behandeling op en verdwijnen normaal gesproken binnen een paar dagen of weken. Jeuk en lichte pijn kunnen ook voorkomen, maar zijn meestal beheersbaar en verdwijnen ook na verloop van tijd.

Een zeldzamer maar ernstiger risico is paradoxale vettoename, ook bekend als paradoxale hyperplastische obesitas. Dit fenomeen, waarbij het vetweefsel in het behandelde gebied eerder toeneemt dan afneemt, is zeldzaam en de precieze oorzaak wordt niet volledig begrepen. Hoewel het behandelbaar is, kan deze aandoening frustrerend zijn voor de betrokkenen en zijn er vaak extra ingrepen nodig.

Een ander mogelijk risico is de door koude veroorzaakte zenuwbeschadiging, die kan leiden tot langdurige gevoelloosheid of, in zeldzame gevallen, zenuwbeschadiging. Dit is echter een zeer zeldzame complicatie en komt in de praktijk slechts af en toe voor.

Om het risico op complicaties te minimaliseren, is het belangrijk dat cryolipolyse wordt uitgevoerd door gekwalificeerde en ervaren professionals. De juiste toepassing van de technologie en een zorgvuldige selectie van de patiënt zijn van cruciaal belang. Patiënten met bepaalde reeds bestaande aandoeningen of huidaandoeningen zijn mogelijk geen geschikte kandidaten voor de behandeling.

De technologie van het apparaat voor cryolipolyse heeft ook ingebouwde veiligheidsmechanismen. Moderne cryolipolyseapparaten hebben sensoren om de huidtemperatuur te controleren en automatische uitschakelfuncties die het risico op vorstschade minimaliseren.

Samengevat is cryolipolyse een veilige methode voor vetvermindering met een laag risico op ernstige complicaties. De meeste bijwerkingen zijn mild en tijdelijk.

Hoofdstuk 5: Laser-lipolyse

Basisprincipes van lasertherapie voor vetvermindering

De principes van lasertherapie voor vetreductie, bekend als laserlipolyse, zijn gebaseerd op het gebruik van laserenergie om vetcellen te richten en te reduceren. Deze techniek heeft zich ontpopt als een effectief, niet-invasief alternatief voor traditionele liposuctie en biedt patiënten een optie voor lichaamscontouren met minder risico's en een kortere hersteltijd.

Laserlipolyse is gebaseerd op het gebruik van specifieke golflengtes laserlicht die het vetweefsel kunnen binnendringen zonder de omliggende huid, spieren of andere weefsels te beschadigen. De laser richt zijn energie specifiek op de vetcellen, verhit ze en maakt hun inhoud vloeibaar - voornamelijk triglyceriden. De vloeibaar gemaakte vetcellen worden op natuurlijke wijze door het lichaam gemetaboliseerd en uitgescheiden of kunnen bij sommige ingrepen ook met de hand worden weggezogen.

Een belangrijk aspect van laserlipolyse is dat het, naast vetvermindering, ook helpt om de huid strakker te maken. De warmte van de laser stimuleert de productie van collageen en elastine, twee belangrijke eiwitten die verantwoordelijk zijn voor de stevigheid en elasticiteit van de huid. Deze extra huidverstrakking is een belangrijk voordeel ten opzichte van andere vetreductietechnieken die mogelijk een slappe huid achterlaten.

De behandeling begint meestal met een consult waarin de behandelend arts de doelen van de patiënt beoordeelt en bepaalt of laserlipolyse een geschikte methode is. In de behandelkamer wordt het doelgebied gereinigd en wordt een handstuk dat de laser uitzendt over de huid geleid. De behandelingstijd varieert afhankelijk van de grootte van het behandelde gebied, maar is relatief kort vergeleken met invasieve methoden.

Patiënten ervaren meestal weinig tot geen pijn tijdens de behandeling, omdat laserlipolyse vaak wordt gecombineerd met koeling om de huid te beschermen en het comfort te verhogen. Lichte roodheid, zwelling of blauwe plekken kunnen optreden na de behandeling, maar de meeste patiënten kunnen hun normale activiteiten vrijwel onmiddellijk hervatten.

Het is belangrijk om laserlipolyse ook te zien als een methode voor lichaamscontouring en niet als een oplossing om af te vallen. Het is ideaal voor mensen die dicht bij hun ideale lichaamsgewicht zijn maar bepaalde hardnekkige vetophopingen hebben die niet worden beïnvloed door dieet en lichaamsbeweging.

Laserlipolyse is een populaire optie geworden in de esthetische geneeskunde vanwege de effectiviteit, de extra voordelen van huidverstrakking en het lage risico op ernstige complicaties. Maar zoals bij alle medische procedures is een grondig consult met een gekwalificeerde specialist noodzakelijk om er zeker van te zijn dat de methode geschikt is voor het individu en om de best mogelijke resultaten te behalen.

Implementatie en behandelingstechnieken

Laserlipolyse is een gespecialiseerd proces dat veel expertise en precisie vereist. Het begint met een grondige planning en voorbereiding, gaat verder met de eigenlijke behandeling en eindigt met zorgvuldige nazorgmaatregelen om optimale resultaten te garanderen.

Tijdens de **voorbereidende fase** vindt een consult plaats waarin de behandelend arts de geschiktheid van de patiënt voor laserlipolyse beoordeelt. Belangrijke aspecten zoals medische voorgeschiedenis, esthetische doelen en mogelijke contra-indicaties worden besproken. De arts markeert de te behandelen lichaamsdelen, wat cruciaal is voor nauwkeurige en effectieve resultaten. Bovendien wordt er een fotodocumentatie van de doelgebieden gemaakt om de beginsituatie vast te leggen en de resultaten later te kunnen vergelijken.

Tijdens **de behandelingsprocedure wordt** meestal een plaatselijke verdoving aangebracht of geïnjecteerd in het doelgebied om het ongemak tijdens de behandeling tot een minimum te beperken. Het speciale laserapparaat wordt dan gebruikt met een handsonde die over de huid wordt geleid om de laserenergie precies op de vetcellen in het doelgebied te richten. Deze gecontroleerde lasertoepassing zorgt ervoor dat het omringende weefsel gespaard blijft, terwijl de hitte van de laser het vet vloeibaar maakt, dat vervolgens door het lichaam wordt afgebroken. De duur van een dergelijke behandeling kan variëren van 30 minuten tot een uur, afhankelijk van de grootte en het aantal behandelde gebieden.

Na de behandeling kan er sprake zijn van lichte roodheid, zwelling en gevoelloosheid in het behandelde gebied, wat meestal mild is en binnen een paar dagen verdwijnt. De arts zal specifieke nazorginstructies geven die moeten worden opgevolgd om optimale resultaten te behalen en het risico op bijwerkingen te minimaliseren. De meeste patiënten kunnen hun normale activiteiten relatief snel na de behandeling hervatten.

De **resultaten** van laserlipolyse worden geleidelijk zichtbaar, omdat het lichaam tijd nodig heeft om het behandelde vet af te breken. Het volledige effect is vaak pas na enkele weken of maanden zichtbaar. In sommige gevallen kunnen extra behandelingen nodig zijn om het gewenste resultaat te bereiken.

Laserlipolyse vereist een nauwkeurige techniek en een geïndividualiseerde behandelplanning om effectieve en veilige resultaten te bereiken. Nauwe samenwerking tussen patiënt en arts en zorgvuldige nazorg zijn cruciaal voor het succes van de behandeling.

Effectiviteit en onderzoeksresultaten

In de afgelopen jaren heeft laserlipolyse steeds meer aandacht gekregen van de wetenschappelijke gemeenschap en beoefenaars van esthetische geneeskunde, wat heeft geleid tot een aantal onderzoeksprojecten en klinische studies waarin de werkzaamheid en veiligheid ervan werden onderzocht.

Onderzoek toont aan dat laserlipolyse effectief is in het verminderen van vetophopingen in verschillende delen van het lichaam. Klinische studies hebben bevestigd dat de toepassing van laserenergie leidt tot de gerichte vernietiging van vetcellen, wat resulteert in een aanzienlijke vermindering van vetweefsel in de behandelde gebieden. Patiënten melden vaak een zichtbare verbetering van de lichaamscontouren en tevredenheid over de resultaten van de behandeling. Bijzonder opmerkelijk is de extra huidverstrakking door de warmte van de laser, die bijdraagt aan de productie van collageen en elastine. Dit neveneffect is een belangrijk voordeel ten opzichte van andere vetreductiemethoden, die tot een verslapte huid kunnen leiden.

Interessant is dat de onderzoeken ook aantonen dat laserlipolyse niet alleen zichtbare vetophopingen vermindert, maar ook het algehele uiterlijk van de huid verbetert. Dit maakt de techniek een aantrekkelijke optie voor patiënten die niet alleen vet willen verminderen, maar ook de kwaliteit van hun huid willen verbeteren. Onderzoek blijft de veiligheid van laserlipolyse benadrukken.

De meeste onderzoeken melden minimale en tijdelijke bijwerkingen zoals roodheid, zwelling en gevoelloosheid. Ernstige complicaties zijn zeldzaam, waardoor laserlipolyse een veilig alternatief is voor invasievere procedures zoals traditionele liposuctie.

Ondanks de positieve resultaten is het belangrijk om te benadrukken dat laserlipolyse het meest geschikt is voor patiënten die op zoek zijn naar gematigde vetreductie en al een relatief stabiel lichaamsgewicht hebben. Het is niet bedoeld als methode voor algemeen massaal gewichtsverlies, maar is bedoeld om specifieke probleemzones te behandelen die niet reageren op een dieet en lichaamsbeweging.

Samengevat is laserlipolyse een effectieve en veilige methode voor vetreductie en lichaamscontouren. Het vermogen om niet alleen vet te verminderen maar ook de huidkwaliteit te verbeteren maakt het een aantrekkelijke optie in de esthetische geneeskunde. Maar zoals bij alle medische procedures is een individueel consult en een behandeling door gekwalificeerde professionals van cruciaal belang om de beste resultaten te behalen en de risico's tot een minimum te beperken.

Risico's en zorg na de behandeling

Laserlipolyse is een veilige procedure als deze correct wordt toegepast. Zoals aan alle medische procedures zijn er echter bepaalde risico's aan verbonden en zorgvuldige patiëntenzorg na de behandeling is essentieel om de beste resultaten te behalen en het risico op complicaties tot een minimum te beperken.

Wat de risico's betreft, kunnen na laserlipolyse vaak huidreacties optreden zoals roodheid, zwelling en blauwe plekken in het behandelde gebied, die meestal mild en tijdelijk zijn. Sommige patiënten kunnen pijn of ongemak ervaren tijdens en na de behandeling, hoewel laserlipolyse vaak als minder pijnlijk wordt beschouwd in vergelijking met meer invasieve methoden. Door het gebruik van thermische energie is er een klein risico op brandwonden of andere thermische schade aan de huid of het omringende weefsel. In zeldzame gevallen kunnen onregelmatigheden in de huidcontour optreden, vooral als de behandeling niet gelijkmatig wordt uitgevoerd. Veranderingen in de gevoeligheid van de huid, zoals gevoelloosheid of veranderingen in de huidgevoeligheid, kunnen optreden, maar zijn meestal tijdelijk. Zoals bij alle procedures waarbij de huid wordt doorboord, bestaat er een klein risico op infectie, hoewel dit bij laserlipolyse zeldzaam is.

Na de behandeling krijgen patiënten gedetailleerde nazorginstructies die ze moeten volgen om een snel en complicatievrij herstel te garanderen. Dit omvat het aanbrengen van cold packs of koele kompressen om de zwelling te verlichten en het genezingsproces te bevorderen. Patiënten krijgen meestal instructies om direct zonlicht in het behandelde gebied te vermijden om het risico op huidbeschadiging te minimaliseren. In sommige gevallen kan het dragen van compressiekleding worden aanbevolen om de zwelling te verminderen en de huid strakker te maken. Regelmatige follow-ups zijn belangrijk om het genezingsproces te controleren en ervoor te zorgen dat de gewenste resultaten worden behaald.

Hoewel de risico's van laserlipolyse over het algemeen laag zijn en de meeste patiënten snel en zonder complicaties herstellen, is het cruciaal dat de behandeling wordt uitgevoerd door een ervaren specialist. Zorgvuldige patiëntenselectie, uitgebreide informatie over risico's en nazorg, het opvolgen van alle nazorginstructies en het inroepen van medische hulp in geval van zorgen of complicaties zijn cruciaal voor het succes en de veiligheid van de behandeling.

Hoofdstuk 6: Radiofrequentietherapie

Theorie en praktijk van radiofrequentie-energie

Het gebruik van radiofrequentie-energie in de esthetische geneeskunde, met name voor vetvermindering en huidverstrakking, is gebaseerd op de theorie van gerichte warmteontwikkeling in diepere huidlagen. Radiofrequentie (RF) verwijst naar het gebruik van elektromagnetische golven in het radiofrequentiebereik van het elektromagnetische spectrum. Wanneer deze golven op de huid en het onderhuidse weefsel worden gericht, wordt warmte opgewekt door de natuurlijke weerstand van het weefsel tegen elektrische stroom.

De basistheorie achter RF-therapie is dat de gecontroleerde verwarming van de diepere lagen van de huid de collageenvezels doet samentrekken, wat resulteert in onmiddellijke huidverstrakking. Bovendien stimuleert de warmte fibroblasten, cellen die verantwoordelijk zijn voor de collageenproductie. Deze collageenregeneratie op lange termijn leidt na verloop van tijd tot een stevigere, jeugdiger uitziende huid. De warmte kan ook de vetcellen (adipocyten) in de onderhuid aanpakken, waardoor ze worden afgebroken en verminderd.

De techniek van RF-behandeling is relatief eenvoudig maar high-tech. Een RF-apparaat bestaat meestal uit een handstuk dat op de huid wordt geplaatst. Dit handstuk zendt radiofrequentiegolven uit die diep in het weefsel doordringen zonder de opperhuid of de bovenste huidlaag te beschadigen. De diepte tot waar de RF-energie doordringt, hangt af van de frequentie van de golven. Hogere frequenties hebben een lagere penetratiediepte, terwijl lagere frequenties dieper in het weefsel doordringen.

Tijdens de behandeling voelen patiënten meestal een zachte warmte, die als aangenaam kan worden ervaren. De duur van de behandeling varieert afhankelijk van de grootte van het behandelde gebied en het specifieke apparaat, maar duurt meestal niet langer dan een uur. De RF-behandeling is over het algemeen pijnloos en de meeste patiënten kunnen direct na de behandeling hun normale activiteiten hervatten.

De effectiviteit van radiofrequentietherapie voor vetvermindering en huidverstrakking is bevestigd in talloze onderzoeken. De resultaten tonen aan dat RF-therapie het uiterlijk van cellulitis kan verbeteren, de huid strakker kan maken en het volume van vetophopingen kan verminderen. De resultaten zijn echter afhankelijk van individuele factoren zoals leeftijd, huidconditie en levensstijl.

Ondanks de effectiviteit en veiligheid is een RF-behandeling geen oplossing voor chronisch overgewicht of een vervanging voor een gezond dieet en regelmatige lichaamsbeweging. Het is het meest geschikt voor mensen die al een normaal gewicht hebben maar specifieke gebieden met losse huid of hardnekkige vetophopingen willen behandelen.

Behandelingsprocedure

Het succes en de veiligheid van radiofrequentietherapie hangen grotendeels af van de behandelprocedures en de instellingen van de gebruikte apparaten. Deze methode maakt gebruik van gecontroleerde radiofrequentie-energie om diep in de huidlagen door te dringen en therapeutische effecten te bereiken.

Het proces begint met een uitgebreid consult en onderzoek om te bepalen of de patiënt geschikt is voor de behandeling en om de specifieke doelgebieden te bepalen. Voorafgaand aan de eigenlijke behandeling wordt het gebied gereinigd en wordt een geleidende gel aangebracht om de overdracht van RF-energie te optimaliseren.

Tijdens de behandeling wordt het RF-apparaat over de huid geleid. De handstukken van het apparaat zenden RF-energie uit naar het huidoppervlak, die vervolgens doordringt tot in de diepere lagen. Deze energieproductie resulteert in warmte, die het collageen in de huid stimuleert om samen te trekken en tegelijkertijd de aanmaak van nieuwe collageenvezels stimuleert. De energie kan ook inwerken op vetcellen, ze opwarmen en helpen afbreken.

Een typische behandelsessie duurt tussen de 30 minuten en een uur, afhankelijk van de omvang van het behandelde gebied en de specifieke doelen van de therapie. Onmiddellijk na de behandeling kan de patiënt een lichte roodheid en een gevoel van warmte ervaren in het behandelde gebied, maar dit verdwijnt meestal snel.

Radiofrequentietherapie biedt een effectieve en niet-invasieve optie voor patiënten die het uiterlijk van hun huid willen verbeteren en vetophopingen willen verminderen. De techniek vereist nauwkeurige instellingen van het apparaat en een getrainde professional om de beste resultaten te behalen en het comfort van de patiënt te garanderen. De combinatie van geavanceerde technologie, deskundige toepassing en zorgvuldige nazorg maakt van radiofrequentietherapie een populaire keuze in de esthetische geneeskunde.

Apparaatinstellingen

Moderne apparaten voor radiofrequentietherapie zijn uitgerust met een selectie van frequenties die een beslissende rol spelen bij het bepalen van de penetratiediepte van de energie in de huid. Afhankelijk van het doel van de behandeling en het huidtype van de patiënt wordt een geschikte frequentie gekozen: Hogere frequenties bereiken een oppervlakkiger effect, terwijl lagere frequenties dieper in het weefsel kunnen doordringen.

Het instellen van de intensiteit van de RF-energie is een andere belangrijke factor die zorgvuldig moet worden aangepast. Het doel is om effectieve resultaten te bereiken zonder het risico op huidbeschadiging te verhogen. Deze aanpassing is gebaseerd op de individuele huidreactie van de patiënt tijdens de behandeling en vereist een hoog niveau van expertise.

Sommige RF-apparaten bieden ook verschillende pulsmodi. Deze maken het mogelijk om de energie in verschillende patronen of sequenties uit te zenden en zo specifieke behandelresultaten te bereiken. Daarnaast hebben veel van deze apparaten geïntegreerde koelmechanismen. Deze beschermen de huid en verhogen het comfort tijdens de behandeling door het huidoppervlak te koelen tijdens de energietoediening.

De exacte instellingen en het specifieke behandelingsprotocol zijn afhankelijk van het gebruikte type apparaat, de individuele behoeften van de patiënt en de specifieke behandeldoelen. Voor optimaal gebruik moet de behandeling worden uitgevoerd door een ervaren specialist of gekwalificeerde professional. Een grondige training in het gebruik van het apparaat en een diepgaand begrip van de onderliggende principes van radiofrequentietherapie zijn cruciaal om optimale resultaten te behalen en het risico op bijwerkingen te minimaliseren.

Deze zorgvuldige afstemming en aanpassing van de behandelparameters bij radiofrequentietherapie zorgt ervoor dat patiënten de best mogelijke resultaten kunnen behalen, terwijl de veiligheid en het comfort tijdens de behandeling gewaarborgd blijven.

Resultaten en langetermijneffecten

De resultaten en langetermijneffecten van radiofrequentietherapie in de esthetische geneeskunde zijn een belangrijke overweging voor patiënten die een niet-invasieve behandeling zoeken om het uiterlijk van hun huid te verbeteren en vetophopingen te verminderen. Deze technologie heeft bewezen effectief te zijn voor huidverstrakking en, in sommige gevallen, vetvermindering.

De onmiddellijke resultaten van radiofrequentietherapie zijn vaak al zichtbaar na de eerste behandeling. Patiënten melden vaak een gladdere, stevigere huid en een verjongd uiterlijk. Deze eerste effecten zijn te danken aan het samentrekken van bestaande collageenvezels door de warmte-energie. Naast de onmiddellijke verstrakking begint de huid echter ook nieuwe collageenvezels aan te maken, een proces dat enkele weken tot maanden kan duren. Dit betekent dat de volledige resultaten van de behandeling vaak pas na enige tijd zichtbaar worden, omdat de huid tijd nodig heeft om te reageren en te regenereren op cellulair niveau.

Op het gebied van vetvermindering kunnen de resultaten variëren. Hoewel radiofrequentietherapie niet dezelfde vetvermindering biedt als invasieve procedures zoals liposuctie, kan het toch helpen om kleine vetophopingen te verminderen. Dit wordt bereikt door de vetcellen te verwarmen, wat kan resulteren in de afbraak en metabolische eliminatie van vetcellen. Dit effect is echter subtieler en is het meest geschikt voor kleine correcties en contouren.

De langetermijneffecten van radiofrequentietherapie zijn sterk afhankelijk van het individuele huidverzorgingsregime en de levensstijl van de patiënt. Om de resultaten te behouden, wordt patiënten geadviseerd om een gezonde huidverzorgingsroutine te volgen, inclusief bescherming tegen blootstelling aan de zon en een uitgebalanceerd dieet dat rijk is aan antioxidanten.

Antioxidanten zijn moleculen die cellen beschermen tegen de schadelijke effecten van vrije radicalen. Vrije radicalen zijn onstabiele moleculen die worden geproduceerd als bijproducten van de normale stofwisseling en kunnen ook worden gevormd door invloeden van buitenaf, zoals vervuiling, roken en UV-straling. Ze kunnen oxidatieve schade veroorzaken door te reageren met belangrijke celonderdelen zoals DNA, eiwitten en celmembranen.

Er zijn veel verschillende soorten antioxidanten te vinden in voeding, waaronder vitamines zoals vitamine C en E, mineralen zoals selenium en fytochemicaliën zoals flavonoïden en polyfenolen. Deze antioxidanten komen voor in een verscheidenheid aan voedingsmiddelen zoals fruit, groenten, noten, zaden en volle granen.

Regelmatige lichaamsbeweging kan ook helpen om de resultaten van vetvermindering te behouden en te verbeteren.

Het is belangrijk om te benadrukken dat radiofrequentietherapie geen eenmalige oplossing is. Veel patiënten hebben meerdere behandelingen nodig voor een optimaal resultaat en kunnen baat hebben bij af en toe een nabehandeling om de effecten op de lange termijn te behouden.

Samengevat is radiofrequentietherapie een effectieve methode om de huidkwaliteit te verbeteren en vet te verminderen. Het biedt een niet-invasief alternatief voor chirurgische ingrepen, met het voordeel van een korte hersteltijd en minimale risico's. Voor een langdurig effect is een combinatie van regelmatige nazorg, een gezonde levensstijl en, indien nodig, verdere behandelingen nodig.

Veiligheidsaspecten en bijwerkingen

Radiofrequentietherapie wordt over het algemeen als veilig beschouwd. Zowel behandelaars als patiënten moeten zich echter bewust zijn van bepaalde risico's en mogelijke bijwerkingen.

Een belangrijk veiligheidsaspect is de kwalificatie van de behandelaar. De juiste toepassing van RF-technologie vereist uitgebreide kennis van de instellingen van het apparaat en de reacties van de huid. De behandeling moet daarom altijd worden uitgevoerd door een gekwalificeerde specialist of getraind gespecialiseerd personeel. De kwaliteit en het onderhoud van de gebruikte RF-apparaten is net zo belangrijk. Hoogwaardige apparaten met nauwkeurige regelmogelijkheden en ingebouwde veiligheidsfuncties, zoals temperatuursensoren, zijn cruciaal om oververhitting en brandwonden te voorkomen.

Elke behandeling moet individueel worden afgestemd op de patiënt. Dit houdt in dat de intensiteit van de energie en de duur van de behandeling worden aangepast aan het huidtype, het te behandelen gebied en de specifieke doelen van de patiënt. De meest voorkomende bijwerkingen zijn tijdelijke roodheid en zwelling in het behandelde gebied, die meestal na een paar uur of dagen verdwijnen. Tijdens en direct na de behandeling kunnen patiënten een gevoel van warmte en een licht ongemak ervaren, wat er meestal op wijst dat de RF-energie de diepere lagen van de huid bereikt.

In zeldzame gevallen kunnen lichte blauwe plekken en tijdelijke gevoelloosheid optreden, vooral als er tijdens de behandeling een vacuüm wordt gebruikt. Onjuiste toepassing kan leiden tot oververhitting en verbranding van de huid, wat het belang van professionele behandeling en zorgvuldig toezicht benadrukt. Tijdelijke veranderingen in huidpigmentatie zijn ook mogelijk, vooral bij patiënten met een donkerder huidtype.

Samengevat is radiofrequentietherapie een effectieve methode om de huid strakker te maken en in sommige gevallen ook om vet te verminderen. Het vereist echter een zorgvuldige uitvoering en individuele aanpassing aan de patiënt. Uitgebreide informatie over mogelijke risico's en bijwerkingen en de juiste nazorg zijn cruciaal om de risico's te minimaliseren en optimale resultaten te behalen. Patiënten moeten na de behandeling de juiste nazorg krijgen om mogelijke complicaties te voorkomen.

Hoofdstuk 7: Ultrasone vetreductie

Echografie in esthetische geneeskunde

Het gebruik van ultrageluid in de esthetische geneeskunde is een belangrijke ontwikkeling, met name op het gebied van huidverstrakking, vetreductie en het verbeteren van het algemene uiterlijk van de huid. Ultrageluidtechnologieën maken gebruik van geluidsgolven met een hoge frequentie om gerichte therapeutische effecten te bereiken in de diepere lagen van de huid en het onderhuidse weefsel.

Op het gebied van huidverstrakking en antiverouderingsbehandelingen wordt gefocust ultrageluid gebruikt om de diepe lagen van de huid te verwarmen. Deze gerichte warmte-energie stimuleert de productie van collageen en elastine, twee belangrijke eiwitten die cruciaal zijn voor de stevigheid en elasticiteit van de huid. Na verloop van tijd leidt deze verhoogde collageenproductie tot een stevigere, gladdere en jeugdiger uitziende huid. Een gefocuste ultrasone behandeling is bijzonder geschikt voor het verminderen van fijne lijntjes en rimpels en het verbeteren van de huidtextuur in het gezicht, de hals en het decolleté.

Bij vetreductie wordt ultrageluid gebruikt om vetcellen te vernietigen en kleiner te maken. Het proces, dat bekend staat als ultrasone lipolyse of ultrasone cavitatie, maakt gebruik van ultrasone geluidsgolven met een lage frequentie om vetcellen in trilling te brengen. Deze trillingen creëren kleine belletjes rond de vetcellen, die uiteindelijk imploderen en de vetcellen vernietigen. De vernietigde vetcellen worden vervolgens op natuurlijke wijze door het lichaam gemetaboliseerd en uitgescheiden. Deze techniek is bijzonder effectief voor het behandelen van plaatselijke vetophopingen, zoals op de buik, dijen en heupen, en biedt een niet-invasief alternatief voor traditionele liposuctie.

Ultrasound wordt ook gebruikt om het algehele uiterlijk van de huid te verbeteren, met name bij behandelingen die gericht zijn op het verbeteren van de huidcirculatie en het bevorderen van de lymfedrainage. Dit kan helpen om cellulitis te verminderen en de huidtextuur te verbeteren.

Ultrasone behandeling is meestal pijnloos en vereist geen downtime, waardoor het een aantrekkelijke optie is voor patiënten die op zoek zijn naar minimaal invasieve cosmetische behandelingen. Er kan een lichte tinteling of warm gevoel zijn tijdens de behandeling, maar de meeste patiënten vinden de ervaring comfortabel.

Hoewel ultrageluidtherapie als veilig wordt beschouwd, is het belangrijk dat het wordt uitgevoerd door gekwalificeerd personeel, omdat de instellingen en de toepassingstechniek zorgvuldig moeten worden gecontroleerd om optimale resultaten te behalen en de risico's te minimaliseren. Zoals bij alle cosmetische ingrepen is een grondig consult en zorgvuldige beoordeling door een medisch specialist nodig om er zeker van te zijn dat de methode geschikt is voor het individu en dat de gewenste resultaten worden behaald.

In het algemeen biedt ultrageluid een breed scala aan toepassingen in de esthetische geneeskunde, van huidverstrakking en anti-verouderingsbehandelingen tot niet-invasieve vetvermindering, en heeft het zichzelf bewezen als een waardevol hulpmiddel voor veel cosmetische doelen.

Behandelingsprocedures en apparaattypes

In de esthetische geneeskunde worden ultrasone behandelingen gebruikt voor verschillende cosmetische doeleinden, zoals huidverstrakking, vetvermindering en verbetering van de huidtextuur. Het verloop van dergelijke behandelingen varieert afhankelijk van de specifieke doelen en behoeften van de patiënt.

Het proces begint met een gedetailleerd consult waarin de esthetische doelen van de patiënt worden besproken en zijn of haar gezondheidstoestand wordt gecontroleerd. In dit stadium wordt ook het individuele behandelplan bepaald. Bij de voorbereiding van het behandelgebied wordt het doelgebied gereinigd en vaak bedekt met een speciale gel om de geleidbaarheid en het contact tussen het ultrasone apparaat en de huid te verbeteren.

Tijdens de behandeling wordt het ultrasone apparaat over het behandelgebied geleid. Bij huidverstrakking of antiverouderingsprocedures worden de ultrasone golven in de diepere lagen van de huid gericht om de collageenproductie te stimuleren. Bij vetreductiebehandelingen daarentegen wordt de energie gericht op de vetcellen om ze effectief te vernietigen. De duur van de behandeling hangt af van het type en de omvang van de procedure en kan variëren van 20 minuten tot een uur. Voor een optimaal resultaat zijn vaak meerdere sessies nodig.

Na de behandeling krijgen patiënten specifieke nazorginstructies, waaronder aanbevelingen voor huidverzorging en mogelijke activiteitsbeperkingen. De verschillende soorten ultrasoundapparaten, zoals gefocust ultrageluid (HIFU) voor diepere huidbehandelingen, ultrasound cavitatieapparaten voor vetvermindering en ultrasoundapparaten voor oppervlakkige huidbehandelingen, hebben elk specifieke instellingen en toepassingstechnieken. Deze apparaten zijn geoptimaliseerd voor hun respectieve toepassingen en het kiezen van het juiste apparaat en het juiste gebruik ervan is cruciaal voor effectieve resultaten en de veiligheid van de patiënt.

Het is heel belangrijk dat ultrasone behandelingen worden uitgevoerd door gekwalificeerde professionals die uitgebreide kennis hebben van de apparatuur en de fysiologie van de huid. Een juiste toepassing is niet alleen belangrijk voor de veiligheid van de patiënt, maar ook voor de effectiviteit van de behandeling. Patiënten moeten volledig worden geïnformeerd over het gehele behandelproces, de verwachte resultaten en mogelijke bijwerkingen om een weloverwogen beslissing te kunnen nemen over hun behandeling.

Bewijs van werkzaamheid en patiëntervaring

De effectiviteit van ultrageluidtherapie in de esthetische geneeskunde en de bijbehorende ervaringen van patiënten zijn het onderwerp geweest van talloze onderzoeken en klinische evaluaties. Deze behandelingen, waarbij ultrasone golven worden gebruikt voor verschillende cosmetische doeleinden zoals huidverstrakking, vetvermindering en verbetering van de huidtextuur, hebben in de praktijk bewezen effectief te zijn.

Het wetenschappelijke bewijs voor de effectiviteit van ultrageluidtherapie komt van klinische onderzoeken die aantonen dat deze techniek significante verbeteringen kan bewerkstelligen in de textuur en verstrakking van de huid en in de vermindering van vetophopingen. Bij huidverstrakkingprocedures zoals HIFU (High-Intensity Focused Ultrasound) is waargenomen dat de gerichte toepassing van ultrasone geluidsgolven diep in de lederhuid en onderhuid de productie van collageen en elastine stimuleert. Dit leidt tot een verstrakking van de huid en een vermindering van rimpels en fijne lijntjes, waardoor de huid er jonger en steviger uitziet. Patiënten melden vaak zichtbare verbeteringen in het uiterlijk van hun huid, waaronder een vermindering van verslapping en verbeterde huidelasticiteit.

Bij vetreductie hebben onderzoeken aangetoond dat ultrasone cavitatie effectief vetcellen kan vernietigen en hun omvang kan verminderen. Dit proces, waarbij ultrasoon geluid met een lage frequentie wordt gebruikt om vetcellen te laten barsten, is bijzonder nuttig gebleken voor de behandeling van hardnekkige vetophopingen die niet reageren op een dieet en lichaamsbeweging. Patiënten die deze behandeling hebben ondergaan, melden vaak een meetbare vermindering van de lichaamsomtrek en een verbetering van de lichaamscontour.

De ervaringen van patiënten met ultrageluidtherapie zijn over het algemeen positief, waarbij velen de niet-invasieve aard en de minimale downtime van de behandeling waarderen. De meeste patiënten vinden de behandeling pijnloos, sommigen merken een lichte tinteling of warmte op tijdens de sessie. De snelle terugkeer naar normale activiteiten en het ontbreken van significante bijwerkingen zijn andere pluspunten die vaak door patiënten worden benadrukt.

De resultaten van ultrageluidtherapie zijn echter afhankelijk van verschillende factoren, waaronder het huidtype, de leeftijd, het behandelde gebied en de algemene gezondheidstoestand van de patiënt. De effectiviteit kan ook worden beïnvloed door de ervaring van de behandelaar en de kwaliteit van de gebruikte ultrasone apparatuur.

Samengevat is ultrasone therapie een effectieve en veilige optie in de esthetische geneeskunde, met positieve feedback van patiënten over de resultaten van de behandeling en de algehele ervaring. Zoals bij alle cosmetische procedures zijn professioneel advies en een individuele behandeling cruciaal om de beste resultaten te behalen en de veiligheid van de patiënt te garanderen.

Risicobeheer en nazorg

Ultrageluidtherapie speelt tegenwoordig een belangrijke rol in de esthetische geneeskunde en risicomanagement en zorgvuldige nazorg zijn belangrijk voor het succes en de veiligheid van de behandeling. Hoewel deze techniek over het algemeen als veilig en effectief wordt beschouwd, is het belangrijk om mogelijke risico's te minimaliseren en te zorgen voor een uitgebreide nazorg om de best mogelijke behandelresultaten te behalen.

Risicomanagement begint met de zorgvuldige selectie van patiënten. Niet iedereen is geschikt voor ultrasone behandelingen. Mensen met bepaalde gezondheidsaandoeningen zoals actieve huidziekten, ernstige chronische ziekten of pacemakers kunnen worden uitgesloten van behandeling. Daarom is een grondige medische voorgeschiedenis en consultatie vóór de behandeling essentieel.

De kwalificatie en ervaring van de behandelaar zijn ook belangrijke aspecten van risicobeheer. Vakkundig personeel dat bekend is met de specifieke instellingen van het apparaat en de fysiologische effecten van ultrageluid kan het risico op bijwerkingen aanzienlijk verminderen.

Door de behandelparameters aan te passen aan het huidtype en het behandeldoel van de patiënt kunnen optimale en veilige resultaten worden bereikt.

Het gebruik van hoogwaardige en goed onderhouden ultrasone apparaten is cruciaal. Moderne apparaten bieden veiligheidsfuncties die het risico op oververhitting en weefselschade minimaliseren. Dergelijke apparaten zorgen voor een nauwkeurige en gecontroleerde behandeling die zowel effectief als veilig is.

Na de behandeling kan er een lichte roodheid, zwelling of een gevoel van warmte optreden in het behandelde gebied. Deze symptomen zijn meestal mild en tijdelijk. Patiënten krijgen vaak het advies om het behandelde gebied koel te houden en direct zonlicht te vermijden om ontstekingen te verminderen en het genezingsproces te bevorderen.

Een goede huidverzorging na de behandeling is ook belangrijk om de resultaten te maximaliseren. Dit kan het gebruik van vochtinbrengende crèmes, zonnebrandcrèmes en andere huidverzorgingsproducten omvatten. Voor behandelingen gericht op vetvermindering kunnen een gezond dieet en regelmatige lichaamsbeweging ook helpen om de resultaten te behouden en te verbeteren. Het is belangrijk om te begrijpen dat ultrasone behandelingen geen vervanging zijn voor een gezonde levensstijl.

Regelmatige follow-ups met de behandelaar zijn belangrijk om het genezingsproces te controleren en te beoordelen of aanvullende behandelingen nodig zijn.

Samengevat vereist ultrageluidtherapie in de esthetische geneeskunde een uitgebreide overweging van risicobeheer en nazorg. Grondige patiëntenselectie, gekwalificeerde specialisten, het gebruik van hoogwaardige apparatuur en zorgvuldige nazorg kunnen de veiligheid van de patiënt garanderen en optimale resultaten behalen.

Hoofdstuk 8: Combinatietherapieën

Combinatie van verschillende technieken

Het combineren van verschillende minimaal invasieve technieken in de esthetische geneeskunde is een geavanceerde aanpak die gericht is op het maximaliseren van de voordelen van verschillende behandelingen en het bereiken van uitgebreide esthetische resultaten. Deze strategie stelt ervaren behandelaars in staat om op maat gemaakte behandelplannen te creëren die zijn afgestemd op de specifieke behoeften en doelen van elke patiënt.

Zo'n combinatiebehandeling kan verschillende technologieën omvatten, zoals lasertherapie, radiofrequentiebehandelingen, ultrasone lipolyse, lipolyse door injectie en andere niet-invasieve procedures. Door deze technieken te combineren kunnen artsen de huid strakker maken, cellulitis verminderen, vetophopingen minimaliseren en de algehele huidkwaliteit verbeteren.

Bij het combineren van deze procedures is het belangrijk om de specifieke werkingsmechanismen en doelgebieden van elke techniek te begrijpen. Lasertherapie kan bijvoorbeeld effectief zijn om de huid te resurfacen en pigmentstoornissen te behandelen, terwijl radiofrequentie-energie diep in de huid doordringt om de collageenproductie en huidverstrakking te bevorderen. Lipolyse met ultrageluid kan worden gebruikt om vet op specifieke plaatsen te verminderen en lipolyse met injectie werkt goed voor kleinere, plaatselijke vetophopingen.

De combinatie van deze technieken maakt het mogelijk om verschillende esthetische problemen tegelijkertijd aan te pakken. Een patiënt die bijvoorbeeld zowel huidverslapping als plaatselijke vetophopingen wil verminderen, kan baat hebben bij een behandeling met zowel radiofrequente energie als ultrasone lipolyse.

Een van de uitdagingen van het combineren van verschillende technieken ligt in het plannen van de behandelstappen en het harmoniseren van de verschillende procedures. Behandelingen moeten zorgvuldig worden gepland om de veiligheid te garanderen en de effectiviteit van elke methode te maximaliseren. In sommige gevallen kan het zinvol zijn om de behandelingen in meerdere sessies uit te voeren om de huid te beschermen en genezing te bevorderen.

Nazorg speelt ook een rol, vooral wanneer verschillende technieken worden gecombineerd. Patiënten kunnen specifieke instructies nodig hebben over huidverzorging en de behandeling van bijwerkingen die het gevolg kunnen zijn van de gecombineerde behandelingen.

De combinatie van verschillende minimaal invasieve technieken vereist een hoge mate van expertise en ervaring. Artsen die deze gecombineerde behandelingen uitvoeren, moeten volledig zijn opgeleid in elke techniek en een goed begrip hebben van de interacties en wisselwerking tussen de verschillende methoden.

In het algemeen biedt de combinatie van verschillende minimaal invasieve technieken in de esthetische geneeskunde uitgebreide mogelijkheden om de esthetische doelen van patiënten te bereiken. Door de combinatie van behandelingen aan te passen, kunnen artsen de resultaten verbeteren, de hersteltijd verkorten en de patiënttevredenheid verhogen.

Integratie van niet-invasieve methoden

De integratie van niet-invasieve methoden in de esthetische geneeskunde is een steeds populairdere strategie geworden om verschillende cosmetische problemen aan te pakken met minimale risico's en downtime. Deze methoden, variërend van laserbehandelingen tot radiofrequentie- en ultrageluidtherapie en injecteerbare behandelingen, bieden uitgebreide oplossingen voor huidverjonging, vetreductie en lichaamscontouring zonder dat chirurgische ingrepen nodig zijn.

Door de integratie van deze technieken kunnen artsen behandelplannen op maat maken die zijn afgestemd op de specifieke behoeften en doelen van elke patiënt. Zo kan een patiënt die op zoek is naar huidverstrakking en vetreductie baat hebben bij een combinatie van radiofrequentietherapie voor huidverstrakking en vetreductie met ultrageluid. Deze gepersonaliseerde aanpak maakt het niet alleen mogelijk om specifieke probleemzones te behandelen, maar ook om het algehele uiterlijk op een harmonieuze manier te verbeteren.

Een van de belangrijkste voordelen van niet-invasieve methoden is het minimaliseren van de risico's en bijwerkingen die vaak gepaard gaan met chirurgische procedures. Deze technieken vereisen meestal geen algehele anesthesie, veroorzaken minder pijn en complicaties en stellen patiënten in staat om sneller terug te keren naar hun dagelijkse activiteiten. Bovendien bieden niet-invasieve procedures een fijnere controle over de behandelresultaten, waardoor een hoge mate van precisie en aanpasbaarheid mogelijk is.

De integratie van deze methoden vereist echter een grondige kennis van de werking van elke techniek en de beste werkwijzen voor de toepassing ervan. Er moet zorgvuldig worden nagedacht over het selecteren van de juiste technologie, het instellen van de apparatuur en het plannen van de behandelstappen om de beste resultaten te behalen en de veiligheid van de patiënt te garanderen. Bij de planning van de behandeling moet rekening worden gehouden met de individuele kenmerken van de patiënt, zoals huidtype, leeftijd, gezondheidstoestand en esthetische doelen.

Een ander belangrijk aspect van de integratie van niet-invasieve methoden is de nazorg. Patiënten moeten goed worden voorgelicht over de verzorging na de behandeling om de resultaten te maximaliseren en bijwerkingen te minimaliseren. Dit kan het gebruik van gespecialiseerde huidverzorgingsproducten inhouden, het vermijden van blootstelling aan de zon en het handhaven van een gezonde levensstijl.

In het algemeen biedt de integratie van niet-invasieve methoden in de esthetische geneeskunde een uitgebreid, gepersonaliseerd en laag-risico alternatief voor chirurgische procedures. Met de juiste toepassing en nazorg kunnen deze technieken effectief zijn bij het verbeteren van het uiterlijk en het vergroten van het zelfvertrouwen van de patiënt.

De rol van voeding en fitness

De rol van voeding en fitness bij minimaal invasieve esthetische geneeskunde procedures is cruciaal. Hoewel dergelijke procedures het uiterlijk kunnen helpen verbeteren, is een holistische aanpak met voeding en fitness essentieel om de beste resultaten op de lange termijn te behalen.

Voeding en fitheid spelen een belangrijke rol bij het behouden van de resultaten van minimaal invasieve procedures zoals vetreductie of huidverstrakking. Een gezond, evenwichtig dieet kan helpen om het gewicht te stabiliseren en de ophoping van nieuwe vetophopingen na procedures zoals laserlipolyse of ultrasone vetreductie te voorkomen. De juiste voeding levert niet alleen de nodige voedingsstoffen voor huidregeneratie en genezing, maar bevordert ook het algemene welzijn en een gezonde lichaamssamenstelling.

Tegelijkertijd is regelmatige lichaamsbeweging essentieel om de verbeteringen die bereikt zijn met minimaal invasieve procedures te ondersteunen en te versterken. Fitnessoefeningen helpen om het lichaam te verstevigen, de spieren te versterken en de algehele vorm van het lichaam te verbeteren. Daarnaast helpt regelmatige lichaamsbeweging de bloedsomloop te verbeteren, wat belangrijk is voor een gezonde huidfunctie en een gezond uiterlijk. Lichaamsbeweging kan ook het risico op bijwerkingen na een operatie verminderen door de bloedsomloop te bevorderen, de genezing te versnellen en zwellingen te verminderen.

Een ander belangrijk aspect is de psychologische impact die een gezond dieet en regelmatige lichaamsbeweging kunnen hebben op patiënten. Deze leefstijlfactoren dragen niet alleen bij aan een beter uiterlijk, maar kunnen ook het zelfvertrouwen en het algehele welzijn vergroten. Dit is vooral belangrijk omdat esthetische ingrepen vaak tot doel hebben het zelfbeeld en de levenskwaliteit van patiënten te verbeteren.

Er moet echter worden opgemerkt dat dieet en fitness alleen over het algemeen niet voldoende zijn om bepaalde esthetische doelen te bereiken die met minimaal invasieve procedures kunnen worden bereikt. Ze moeten eerder gezien worden als een aanvulling op deze procedures en helpen om de resultaten te behouden en te optimaliseren.

In het algemeen is het essentieel voor patiënten die minimaal invasieve procedures overwegen om voeding en fitness in het behandelplan op te nemen. Een holistische benadering waarin deze aspecten zijn opgenomen, bevordert niet alleen de effectiviteit van esthetische procedures, maar draagt ook bij aan een duurzame verbetering van de levensstijl en het algehele welzijn.

Hoofdstuk 9: Ethiek, wetten en richtlijnen

Ethische overwegingen bij esthetische geneeskunde

Esthetische geneeskunde, gericht op het verbeteren van het uiterlijk, bevindt zich vaak op het raakvlak tussen gezondheidszorg en individuele wensen voor lichamelijke verandering. Dit leidt tot specifieke ethische kwesties die zorgvuldig overwogen moeten worden.

Ten eerste is geïnformeerde toestemming een centrale ethische pijler. Patiënten moeten volledig worden geïnformeerd over de aard van de voorgestelde procedure, de risico's, bijwerkingen en verwachte resultaten. Dit omvat ook informatie over mogelijke alternatieven en de langetermijneffecten van de procedure. De beslissing om een esthetische behandeling te ondergaan moet altijd vrijwillig en op basis van alle relevante informatie worden genomen.

Een ander belangrijk aspect zijn **realistische verwachtingen**. Het is de verantwoordelijkheid van de behandelaar om realistische verwachtingen te stellen ten aanzien van de resultaten en om overdreven of onhaalbare doelen te vermijden. Dit omvat het begrijpen van de motivatie van de patiënt voor de procedure en het overwegen van de mogelijke psychologische impact.

De **veiligheid van de patiënt** staat altijd centraal. Esthetische procedures moeten worden uitgevoerd volgens de hoogste medische normen. Dit betekent dat behandelingen alleen mogen worden uitgevoerd door gekwalificeerde professionals met de juiste technieken en apparatuur. Het is cruciaal om het welzijn van de patiënt prioriteit te geven boven commerciële belangen.

Een andere belangrijke kwestie is **de autonomie van de patiënt**. Esthetische beslissingen zijn vaak zeer persoonlijk en de wensen en waarden van de patiënt moeten worden gerespecteerd. Tegelijkertijd moeten artsen hun professionele oordeel gebruiken om te riskante of onnodige procedures te vermijden.

Privacy en vertrouwelijkheid zijn ook van groot belang. Patiënteninformatie en behandelgegevens moeten vertrouwelijk worden behandeld. Dit is vooral belangrijk op een gebied waar het vaak gaat om persoonlijke en gevoelige informatie.

In de esthetische geneeskunde is het ook belangrijk om rekening te houden met de **sociale en culturele implicaties** van schoonheidsidealen en lichaamsbeeld. Artsen moeten zich bewust zijn van de mogelijke impact van hun werk op de perceptie van schoonheidsnormen en zelfwaardering.

Samengevat vereist het beoefenen van esthetische geneeskunde een hoge mate van ethisch bewustzijn en verantwoordelijkheid. Het waarborgen van de veiligheid van de patiënt, geïnformeerde toestemming, realistische verwachtingen, autonomie van de patiënt, privacy en vertrouwelijkheid zijn cruciaal om het vertrouwen van de patiënt te behouden en ethisch te handelen.

Wettelijk kader en normen

Ook in de esthetische geneeskunde bestaan er wettelijke kadervoorwaarden en normen. Ze zijn belangrijk om de veiligheid van de patiënt te garanderen en een hoog kwaliteitsniveau van de behandelingen te garanderen. Deze voorschriften, die van land tot land verschillen, zijn gebaseerd op enkele fundamentele principes die grotendeels universeel zijn.

Een belangrijk aspect van deze regelgeving is de vereiste dat alleen **gekwalificeerde professionals** deze procedures mogen uitvoeren. Dit zijn meestal artsen, gespecialiseerde dermatologen of plastisch chirurgen en, in sommige gevallen, opgeleide medische professionals onder medisch toezicht. De specifieke opleidings- en certificeringsvereisten verschillen per regio, maar ze zorgen ervoor dat de personen die de procedures uitvoeren over de nodige expertise en ervaring beschikken.

De gebruikte **apparaten en producten**, zoals lasers, fillers of botulinetoxine, moeten ook worden goedgekeurd door de relevante gezondheidsautoriteiten. Deze vergunningen zijn gebaseerd op uitgebreide klinische tests die de veiligheid en effectiviteit van de producten en apparaten garanderen.

Patiëntveiligheid en informatie zijn andere belangrijke pijlers. Wet- en regelgeving benadrukken de noodzaak om patiënten uitgebreid te informeren over risico's, mogelijke bijwerkingen en verwachte resultaten. Dit omvat ook het informeren van patiënten over alternatieve behandelingsmogelijkheden.

Gegevensbescherming en vertrouwelijkheid spelen ook een belangrijke rol. Persoonlijke en medische informatie van patiënten moet worden behandeld in overeenstemming met strenge voorschriften voor gegevensbescherming.

Gestandaardiseerde behandelprotocollen zijn nodig om consistentie en veiligheid in de behandeling te garanderen. Passende nazorgmaatregelen maken deel uit van deze protocollen om genezing te bevorderen en complicaties te minimaliseren.

In veel landen zijn aanbieders van minimaal invasieve procedures ook verplicht om **een beroepsaansprakelijkheidsverzekering af te sluiten om** zichzelf en patiënten te beschermen in geval van complicaties of onjuiste behandeling.

Voortdurende **opleiding en training** van medische professionals is essentieel om op de hoogte te blijven van de nieuwste technieken, onderzoeken en veiligheidsnormen. Deze voortdurende bijscholing zorgt ervoor dat professionals voorop blijven lopen in de medische praktijk.

Naleving van deze wettelijke kaders en normen is essentieel om een hoog niveau van professionaliteit en ethische verantwoordelijkheid in de esthetische geneeskunde te garanderen. Ze helpen het vertrouwen van patiënten in deze diensten te vergroten en zorgen ervoor dat minimaal invasieve procedures zowel veilig als effectief worden uitgevoerd.

Richtlijnen voor praktijkmensen

Voor esthetische artsen die gespecialiseerd zijn in minimaal invasieve procedures is het essentieel om zich te houden aan bepaalde richtlijnen en best practices die zowel de veiligheid van de patiënt als de kwaliteit van de zorg waarborgen. De juiste kwalificaties en voortdurende bijscholing zijn essentieel om ervoor te zorgen dat behandelaars over de nodige kennis en vaardigheden beschikken om de procedures veilig en effectief uit te voeren.

Patiëntenvoorlichting speelt een centrale rol in het behandelingsproces. Behandelaars moeten ervoor zorgen dat hun patiënten volledig geïnformeerd zijn over de risico's, voordelen en mogelijke uitkomsten van de procedure, zodat ze een weloverwogen beslissing kunnen nemen. Het verkrijgen van schriftelijke geïnformeerde toestemming is een belangrijke stap in het handhaven van de ethische normen van de praktijk.

Ethisch gedrag is ook van groot belang. Behandelaars moeten zich richten op het stellen van realistische verwachtingen en alleen een behandeling geven als dat in het belang van de patiënt is. Onrealistische verwachtingen of onnodige interventies moeten vermeden worden.

Patiëntveiligheid moet altijd op de eerste plaats komen. Dit betekent dat goedgekeurde en veilige apparatuur en producten moeten worden gebruikt, dat steriele procedures moeten worden gevolgd en dat alle veiligheidsprotocollen moeten worden nageleefd. Nauwkeurige documentatie van behandelingen en reacties van patiënten is essentieel om een behandeling en follow-up van hoge kwaliteit te garanderen.

Persoonlijke behandelplannen, afgestemd op de specifieke behoeften en doelen van elke patiënt, zijn cruciaal voor het behalen van optimale resultaten. Gestandaardiseerde benaderingen moeten worden vermeden omdat ze geen rekening houden met de individuele verschillen tussen patiënten.

Zorgvuldige nazorg en regelmatige follow-up afspraken zijn belangrijk om het genezingsproces te controleren en om eventuele complicaties tijdig te herkennen en te behandelen. Behandelaars moeten ook voorbereid zijn om effectief te reageren op complicaties en de juiste actie ondernemen.

Voortdurende bijscholing in nieuwe technieken, behandelingsbenaderingen en ontwikkelingen die relevant zijn voor de sector is essentieel voor artsen om hun vaardigheden aan te scherpen en voorop te blijven lopen in de praktijk.

Door deze geïntegreerde benaderingen en richtlijnen te volgen, kunnen behandelaars in de esthetische geneeskunde een hoog niveau van professionaliteit behouden en het vertrouwen en de veiligheid van hun patiënten garanderen.

Rechten en informatie van patiënten

In de esthetische geneeskunde staan respect voor de rechten van de patiënt en uitgebreide patiënteninformatie centraal. Patiënten hebben het recht om volledig geïnformeerd te worden over alle aspecten van een geplande behandeling, inclusief mogelijke risico's, bijwerkingen en verwachte resultaten. Deze kennis is cruciaal om patiënten in staat te stellen weloverwogen beslissingen te nemen over hun behandeling.

Het **consult** moet alle relevante informatie over de procedure bevatten, zoals het type procedure, wat je kunt verwachten tijdens en na de behandeling, mogelijke risico's en complicaties en alternatieve behandelmethoden. Even belangrijk is het bespreken van de verwachtingen van de patiënt en de realistische resultaten die met de behandeling kunnen worden bereikt.

Patiënten hebben er ook recht op dat hun persoonlijke en medische informatie vertrouwelijk wordt behandeld. **Privacy en vertrouwelijkheid** zijn fundamentele aspecten van de rechten van patiënten en moeten door alle zorgverleners worden gerespecteerd en beschermd.

Patiënten hebben ook het recht om toestemming voor een behandeling te weigeren of om een reeds gegeven toestemming in te trekken. Dit moet mogelijk zijn zonder druk of negatieve gevolgen voor hun verdere medische zorg.

Patiëntenvoorlichting moet niet alleen een eenmalige informatiesessie vóór de behandeling zijn, maar een doorlopend proces dat ook nazorg en mogelijke vervolgbehandelingen omvat. Patiënten moeten worden aangemoedigd om vragen te stellen en zorgen te uiten, zowel voor als na de procedure.

In het algemeen is het de verantwoordelijkheid van de behandelaar om een sfeer van vertrouwen en openheid te creëren en ervoor te zorgen dat patiënten goed geïnformeerd zijn over alle aspecten van hun behandeling en betrokken zijn bij het besluitvormingsproces. Het respecteren van de rechten van patiënten en het verstrekken van grondige informatie zijn essentieel om ethische en professionele normen in de esthetische geneeskunde te handhaven.

Behandelingskosten

De kosten van minimaal invasieve vetreductiebehandelingen worden meestal door de patiënten zelf gedragen. Dit type procedure valt meestal in de categorie esthetische of cosmetische geneeskunde, die meestal niet wordt gedekt door wettelijke of particuliere ziektekostenverzekeringen omdat het niet als medisch noodzakelijk wordt beschouwd.

Er zijn echter enkele uitzonderlijke gevallen waarin de ziektekostenverzekering de kosten kan dekken. Dit kan het geval zijn als de behandeling nodig is om medische redenen, zoals gezondheidsproblemen veroorzaakt door overtollig vet. In dergelijke gevallen moet echter vaak aan specifieke voorwaarden worden voldaan en is een arts nodig om de medische noodzaak van de behandeling te bevestigen.

Patiënten die geïnteresseerd zijn in een minimaal invasieve vetreductiebehandeling moeten rechtstreeks contact opnemen met hun zorgverzekeraar om te weten te komen of de kosten in hun specifieke geval gedekt kunnen worden. In de meeste gevallen moeten ze er echter van uitgaan dat ze de kosten zelf zullen dragen. Het is ook raadzaam om gedetailleerde kostenramingen van de behandelcentra te krijgen voordat de behandeling begint om een duidelijk beeld te krijgen van de kosten die ermee gemoeid zijn.

Zelfbehandeling

Minimaal invasieve procedures in de esthetische geneeskunde, in het bijzonder procedures gericht op vetvermindering, mogen nooit worden uitgevoerd zonder toezicht en begeleiding van een gekwalificeerde arts of een passend opgeleide medische professional. Deze procedures vereisen gespecialiseerde kennis, vaardigheden en ervaring, zowel wat betreft de toepassing van de techniek als het omgaan met mogelijke risico's en bijwerkingen.

Het uitvoeren van dergelijke behandelingen zonder medisch toezicht brengt aanzienlijke risico's met zich mee, waaronder infecties, onjuiste resultaten, littekens en andere ernstige complicaties. Bovendien is het in veel landen tegen de wet om zelf medische ingrepen uit te voeren zonder vergunning.

Patiënten die minimaal invasieve vetreductie of andere esthetische procedures overwegen, moeten altijd een gekwalificeerde arts raadplegen die een professionele beoordeling kan maken, de behandeling veilig kan uitvoeren en de juiste nazorg kan bieden. Het is belangrijk om de beslissing om dergelijke procedures te ondergaan zorgvuldig te nemen en ze te laten uitvoeren in een professionele medische omgeving om gezondheidsrisico's te minimaliseren en de best mogelijke resultaten te behalen.

Daarnaast is voor medicijnen die worden gebruikt bij minimaal invasieve vetreductiebehandelingen meestal een recept nodig. Dit geldt in het bijzonder voor geneesmiddelen die worden gebruikt voor injectie-lipolyse, zoals injectieoplossingen die fosfatidylcholine en deoxycholzuur bevatten. Dergelijke preparaten mogen alleen worden voorgeschreven en gebruikt door gekwalificeerde artsen. Een van de weinige uitzonderingen hierop is het geneesmiddel orlistat (Alli), dat verkrijgbaar is bij de apotheek maar waarvoor geen recept nodig is.

De voorschrijfplicht voor dergelijke geneesmiddelen dient om de veiligheid van de patiënt te garanderen. Het zorgt ervoor dat de medicijnen alleen worden gebruikt onder medisch toezicht en na een grondige beoordeling van de geschiktheid van de patiënt voor behandeling. Het zorgt er ook voor dat de behandeling wordt uitgevoerd door professionele zorgverleners die in staat zijn de medicatie correct te doseren en toe te dienen en mogelijke bijwerkingen te beheersen.

Het is belangrijk dat patiënten die een minimaal invasieve vetreductiebehandeling overwegen, gekwalificeerde en bevoegde artsen raadplegen. Zelfmedicatie of de aankoop van geneesmiddelen op recept zonder medisch toezicht kan ernstige gezondheidsrisico's met zich meebrengen en moet altijd worden vermeden.

Hoofdstuk 10: Toekomstperspectieven

Huidig onderzoek en toekomstige ontwikkelingen

Het huidige onderzoek en de toekomstige ontwikkelingen op het gebied van minimaal invasieve procedures in de esthetische geneeskunde zijn dynamisch en beloven voortdurende innovatie en verbetering. De focus ligt op de ontwikkeling van nieuwe technieken en apparaten die veiligere, effectievere en patiëntvriendelijkere behandelopties bieden.

Een belangrijk onderzoeksgebied is de verbetering van bestaande technologieën zoals laser-, radiofrequentie-, ultrasone en injecteerbare behandelingen. Onderzoekers werken eraan om deze technieken nog preciezer en gerichter te maken om de resultaten te verbeteren en bijwerkingen te minimaliseren. Bij lasertherapie worden bijvoorbeeld geavanceerde apparaten ontwikkeld met specifieke golflengtes voor verschillende huidtypes en -aandoeningen.

Een ander belangrijk onderzoeksgebied is de ontwikkeling van combinatietherapieën. Door verschillende technologieën in één behandelplan te combineren, kunnen synergieën worden benut om uitgebreidere en duurzamere resultaten te behalen. Het combineren van laserbehandelingen met radiofrequentietherapie kan bijvoorbeeld zorgen voor een effectievere verstrakking en verbetering van de textuur van de huid.

Het onderzoek richt zich ook op de ontwikkeling van nieuwe materialen en producten voor injecteerbare behandelingen. Dit omvat de ontwikkeling van duurzamere en veiligere fillers en botulinetoxineproducten die natuurlijkere resultaten opleveren. Daarnaast wordt er gewerkt aan de ontwikkeling van producten die specifieke problemen zoals huidverslapping en volumeverlies effectiever behandelen.

De integratie van kunstmatige intelligentie en geavanceerde beeldvormingstechnologie is een andere opwindende vooruitgang. Deze technologieën kunnen behandelaars helpen om behandelplannen te personaliseren en uitkomsten te voorspellen, wat leidt tot nauwkeurigere behandelingen en tevredener patiënten.

In de toekomst zal er in de esthetische geneeskunde misschien ook meer nadruk komen te liggen op preventieve benaderingen. Dit betekent dat minimaal invasieve technieken niet alleen worden gebruikt om tekenen van veroudering en andere huidproblemen te corrigeren, maar ook om ze te voorkomen.

Over het algemeen zijn de vooruitzichten voor onderzoek en ontwikkeling op het gebied van minimaal invasieve chirurgie veelbelovend. Naarmate de technologie en de geneeskunde zich verder ontwikkelen, kunnen we verwachten dat behandelingen nog veiliger en effectiever worden en meer worden afgestemd op de behoeften van elke patiënt. Deze vooruitgang zal niet alleen de behandelresultaten verbeteren, maar ook een revolutie teweegbrengen in de algehele ervaring van de patiënt op het gebied van esthetische geneeskunde.

Innovatieve technologieën en nieuwe benaderingen

Innovatieve technologieën en nieuwe benaderingen zijn in opkomst in de esthetische geneeskunde met als doel behandelingen effectiever, veiliger en patiëntvriendelijker te maken. Deze ontwikkelingen vertegenwoordigen vooruitgang in wetenschap en technologie en bieden nieuwe mogelijkheden om esthetische doelen te bereiken.

Een van de opmerkelijke ontwikkelingen is de verdere ontwikkeling van **laser- en lichttherapie**. Moderne laserapparaten kunnen meer specifieke golflengtes gebruiken, waardoor een meer gerichte behandeling mogelijk is. Dit verbetert niet alleen de effectiviteit bij de behandeling van verschillende huidproblemen, maar vermindert ook het risico op bijwerkingen. IPL (Intense Pulsed Light) technologieën worden ook verfijnd om een breder scala aan huidproblemen te behandelen met minder downtime.

Radiofrequentie- en ultrageluidtechnologieën zijn ook in ontwikkeling. Deze technieken, die worden gebruikt voor huidverstrakking en vetvermindering, worden steeds preciezer en kunnen diepere weefsellagen bereiken zonder de huid te beschadigen. De introductie van microneedling radiofrequentieapparaten combineert microneedles met radiofrequentie-energie om een intensere huidverjonging te bereiken.

Ook **de injectieprocedures** worden vernieuwd. De ontwikkeling van nieuwe fillers en botulinum toxine formuleringen is gericht op het bereiken van natuurlijkere resultaten en het verlengen van de duur van het effect. Er worden ook inspanningen geleverd om de veiligheid van deze producten verder te verhogen en het risico op complicaties te verminderen.

Een andere opkomende trend is het gebruik van **combinatietherapieën**, waarbij verschillende behandeltechnieken worden gecombineerd om synergetische effecten te bereiken. Dit kan bijvoorbeeld de combinatie van lasertherapie met topische behandelingen zijn of het gelijktijdige gebruik van radiofrequentie en ultrasone technieken.

Kunstmatige intelligentie en machine learning worden ook steeds belangrijker. Deze technologieën kunnen helpen bij het analyseren van huidbeelden, het voorspellen van behandelresultaten en het personaliseren van behandelplannen. De integratie van AI in diagnostische hulpmiddelen en behandelingsapparaten zal in de toekomst waarschijnlijk een grotere rol gaan spelen.

Tot slot is er een groeiende belangstelling voor preventieve benaderingen en holistische behandelingen. Dit omvat technieken die niet alleen gericht zijn op het behandelen van bestaande esthetische problemen, maar ook op het vertragen van het verouderingsproces en het bevorderen van een gezonde huidconditie.

Deze innovatieve technologieën en benaderingen blijven de grenzen verleggen van wat mogelijk is in de esthetische geneeskunde en bieden patiënten meer opties en betere resultaten. Met toenemend onderzoek en ontwikkeling kunnen we verwachten dat deze trends aan kracht zullen blijven winnen en het landschap van esthetische behandelingen zullen blijven vormen.

Conclusie

Deze gids geeft een uitgebreid overzicht van de verschillende minimaal invasieve methoden voor vetvermindering in de esthetische geneeskunde, van injectie-lipolyse en cryolipolyse tot laserprocedures en radiofrequentietherapie. Het heeft duidelijk gemaakt dat deze methoden weliswaar effectieve alternatieven zijn voor traditionele chirurgische ingrepen zoals liposuctie, maar dat ze nog steeds zorgvuldig overwogen en professioneel uitgevoerd moeten worden.

De veiligheid en effectiviteit van deze procedures zijn sterk afhankelijk van de kwalificatie van de behandelaar, de kwaliteit van de gebruikte apparatuur en de individuele geschiktheid van de patiënt. Elke techniek heeft zijn eigen voordelen, beperkingen en potentiële risico's, die zorgvuldig overwogen moeten worden voordat voor een procedure wordt gekozen.

In dit boek wordt ook het belang benadrukt van uitgebreide voorlichting en nazorg voor de patiënt om de best mogelijke resultaten te behalen en mogelijke complicaties tot een minimum te beperken. Er wordt benadrukt dat deze minimaal invasieve procedures het meest effectief zijn als ze worden gebruikt als onderdeel van een holistische benadering van lichaamscontouren en met een gezonde levensstijl in gedachten.

Tot slot is het boek hopelijk een waardevolle bron voor iedereen die geïnteresseerd is in de nieuwste ontwikkelingen en technieken in de wereld van minimaal invasieve vetreductie, of het nu gaat om medische professionals, patiënten of gewoon geïnteresseerden.

Het suggereert dat met de juiste toepassing en aandacht voor alle veiligheidsaspecten, minimaal invasieve vetreductiemethoden effectieve en veilige opties kunnen bieden voor het verbeteren van de lichaamscontour en het gevoel van eigenwaarde.